개정판

누구나 쉽게 배울 수 있는

인명구조학

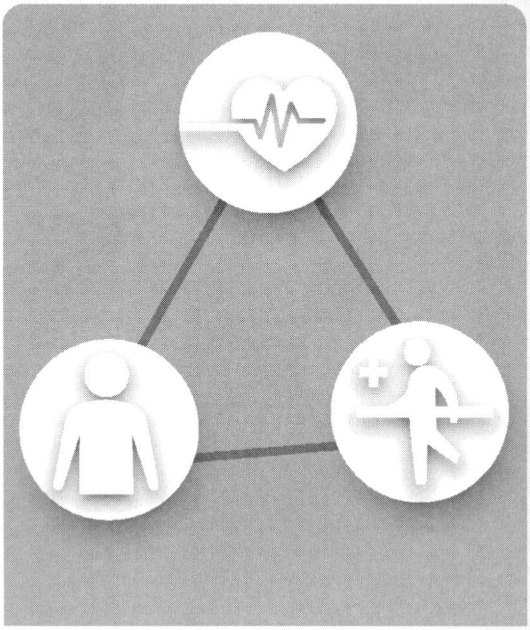

김정기, 남기봉,
정재극, 신상우 공저

도서출판 진영사

누구나 쉽게 배울 수 있는

인명구조학

김정기, 남기봉, 정재극, 신상우 공저

2008년 9월 10일 초판 발행
2010년 2월 5일 초판2쇄 발행
2014년 2월 5일 초판3쇄 발행
2019년 3월 12일 초판4쇄 인쇄
2019년 3월 15일 초판4쇄 발행
2024년 2월 14일 개정판 발행

발행인: 박진영
발행처: 도서출판 진영사
인천광역시 부평구 주부토로 236 인천테크노밸리 U1 지식산업센터 B-동 1507호
전화: 032)505-4207
팩스: 032)505-4206
E-mail: 0183734207@hanmail.net
신고번호: 제2007-000001호(2007.01.19.)

ISBN 978-89-6541-644-9 93390
값 17,000원

머리말

인명구조학은 2008년 8월 초판이 인쇄된 이래 지금까지 초판3쇄까지 발간하여 군사학과 학생들의 인명구조학 교육에 교재로 사용되어 왔으며 최근 중요하게 강조되고 있는 산업체(군)과 연계한 직무교육을 고려시 임관 후 양성교육과정과 자대 부임 후 구급법 교관 및 전투부상자 처치 임무수행에 지대한 역할을 수행하였습니다.

현대사회는 다양한 위험에 노출되어있고 군복무시에도 각종 임무수행과 부대활동간 안전위해요소가 비전투손실발생 촉발요인으로 작용하고 있습니다. 이러한 위험에 효과적으로 대응하지 못하면 가장 소중한 생명에 위협을 줄 수 있고 초기 골든타임을 상실하여 정상인으로 활동할 수 있는 기회를 상실하게 되므로 현장에서의 즉각적인 응급처치와 신속한 후송이 중요합니다.

인터넷을 너무 맹신하여 잘못된 상식에 의한 응급처치는 오히려 응급환자를 더욱 심각한 상태로 악화시킬 수 있음을 명심하여 정확한 절차를 준수하여 응급처치를 실시해야 하며 사고발생시 전체 사망환자의 2/3가 응급의료기관에 도착하기 전에 사망하고 있으며 현장에서 즉시 심폐소생술을 시행한다면 그만큼 소생할 수 있는 가능성이 높아지고 응급의료가관의 구급차가 현장에 도착하여 전문소생술을 실시한다면 40%이상 생존율을 높일 수 있습니다.

이와 관련하여 초판~4쇄의 내용을 참고하여 부대 및 일상생활에의 인명구조를 누구나 쉽게 알 수 있도록 인명구조학 개정판을 발간하게 되었습니다. 초판 4쇄에서 개선한 법령개정부분과 현재 양성기관과 야전교육시 Learning&Teaching 기법에 의한 인명구조4대 핵심요소(심폐소생술, 지혈, 골절, 운반법)시나리오, 심폐소생술 단계와 법률개정에 따른 수정, 각종 용어 수정 외에 전반적인 내용을 최신화하고, 오탈자 등을 바로잡았으며, 응급의료에 관한 법률을 부록으로 수록하였다.

끝으로 본서의 출간을 위해 아낌없는 도움을 주신 여러 교수님과 출판사 임직원님께 진심으로 감사드립니다.

이 교재는 순수하게 군사학과 학생들의 인명구조학 학습용도로 사용됨을 밝혀두는 바입니다.

2024년 2월 연성대 도의관에서 편저자 일동

차 례

제1장 총 론

제2장 인체구조

제3장 인명구조법

부 록

제1장

총 론

제1장 총 론

제1절 인명구조학(人命救助學) 개요

1. 용어의 정의

가. 인명구조학: 제반 사고발생시 사람의 목숨을 구조하기 위한 학문으로의 한 분야로써 예기치 않은 환자가 발생하였을 때, 전문적인 치료를 받기 전까지 시행하는 응급처치와 환자 후송 등을 포함하는 의학의 한 분야이다.

나. 응급처치: 응급환자에게 행하여지는 기도(氣道)의 확보, 심박(心搏)의 회복, 기타 생명의 위험이나 증상의 현저한 악화를 방지하기 위하여 긴급히 필요로 하는 처치를 말한다.

다. 응급치료: 응급환자 발생으로부터 생명의 위험을 회복하기까지의 과정에서 응급환자를 위하여 행하여지는 상담, 구조·이송 및 진료 등의 조치를 말한다.

라. 응급구조사: 응급환자가 발생한 현장에서 진료의 보조로서 응급의료 업무에 종사하는 자를 말한다.

2. 응급처치의 개념

가. 응급처치의 목적

- 자신과 전우의 생명을 구한다.
- 불구를 방지하고 상태의 악화를 방지한다.
- 부상 및 질병으로 인한 전투손실 및 비전투손실 예방
- 전투력을 보존한다.

나. 응급처치시 고려사항

- 환자의 불필요한 이동 금지
- 편안하게 반듯이 눕힌다.
- 척추가 손상되지 않도록 주의한다.
- 상처 범위를 확인하기 위하여 의복을 벗길 때 손상부위를 건드리지 않도록 주의한다.
- 더러운 손이나 소독되지 않은 물건이 상처에 닿지 않도록 한다.
- 의식불명 환자는 혀, 구토물, 혈액, 이물질, 기타액체로 기도폐쇄의 가능성이 있으므로 자발 호흡과 순환이 있는 경우 회복자세를 취해준다.
- 의식불명 환자는 입을 통해 음식물을 투여해서는 안 된다.

다. 응급처치의 일반원칙

- 원칙에 따라 신속하게 대처한다.
- 치명적인 상태나 손상부터 우선 처리한다.
- 의무시설에 신속하고 명료하게 연락한다.
- 구조요청을 하거나 협조할 수 있는 사람을 구한다.
- 응급처치 표를 작성하여 부착한다.

3. 환자 평가

가. 환자 평가

환자평가는 응급처치 요원의 가장 중요한 역할로서 환자의 생명을 위협하는 치명적 상태를 평가하여, 이에 신속히 대처하는 것으로써, 1차평가와 2차평가로 나누어진다.

나. 1차 평가

(1) 목적

환자를 발견한 즉시 치명적인 손상을 확인하여, 이에 대한 응급처치를 시행함으로써 한자의 생명을 구하는데 목적을 둔다.

(2) 소요시간

환자평가만 하면 1분정도가 소요되지만, 이상이 발견되어 응급처치를 하는 경우는 시간이 연장될 수 있다.

(3) 평가절차

의식 확인 ⇨ 기도확보 ⇨ 호흡확인 ⇨ 순환확인 ⇨ 신경학적 검사

(가) 의식 확인

환자평가시 가장 먼저 환자의 어깨를 가볍게 건드리거나 질문을 하여 반응상태를 확인한다. 의식이 있는 경우에는 성명, 소속부대, 사고경위, 통증부위 등을 물어보고, 의식이 없는 경우에는 기도유지, 호흡확인, 맥박확인 등에 대한 평가를 단계별로 실시한다.

(나) 기도확보

의식 없는 환자는 전신근육이 이완되며, 특히 혀의 근육이 이완되면서 기도를 폐쇄하게 된다. 이때 머리를 뒤로 밀어 젖혀주며 턱을 위로 들어 올려 기도를 개방해 준다. 만일, 두부·경부·안면부에 외상이 있는 경우는 하악견인법을 사용하여 기도를 유지시켜야 한다.

(다) 호흡확인

환자의 입 근처에 얼굴을 대고 3~5초간 호흡유무를 확인하고, 호흡이 없다면 인공호흡을 실시한다.

(라) 순환확인

모세혈관 재충전시간을 확인하기 위하여 손톱의 분홍색부위를 눌렀다가 떼었을 때 2초 이내 본래색깔을 회복하면 정상이며 피부색이 청색이면 저산소증이고 창백하고 차가우며 축축하면 출혈성 쇼크를 확인해야 한다.

(마) 신경학적 검사

만일 환자의 의식이 없거나 저하되어 있으면, 다음 'AVPU 척도' 기준에 따라 의식상태를 평가한다.

① 명료(A: Alert): 환자가 스스로 눈을 뜨고 질문에 답변하라 (시간, 장소, 이름)

② 언어 지시에 반응(V: Verbal response):환자가 스스로 눈을 뜰 수 없으나 언어지시에는 반응하고 시간, 장소, 이름을 기억한다.

③ 통증 자극에 반응(P: responsive to pain):언어지시에는 반응이 없지만, 신체에 통증을 주면 움직이거나 고함을 친다.

④ 통증 자극에 무반응(U: Unresponsive to pain):환자가 통증에 대해서도 전혀 반응하지 않는다.

다. 2차 평가

(1) 2차 평가

1차 평가가 끝나고 치명적인 손상에 대해 응급처치가 종료되면 환자의 활력징후(체온, 맥박, 호흡, 혈압)를 측정하고, 신체평가를 실시한다.

(2) 활력징후 평가

•체온 :정상적인 체온 36.5~37.5℃

•맥박 :정상 맥박수 60~80회/분

•호흡 :정상 호흡수 12~20회/분

•혈압 :정상 혈압 120/80mmHg

(3) 신체평가

- 머리부터 발끝까지 신체의 좌우를 비교하면서 확인
- 머리부분에 출혈, 부종, 골절 상태 확인
- 안면의 색조, 체온, 피부상태확인
- 가슴의 출혈, 압통여부 확인
- 양 팔, 다리의 움직임이나 감각 확인

(4) 환자 및 동료들에게 확인할 사항

- 무슨 일이 있었는가?(질병이나 사고를 당했던 상황)
- 아픈 곳이 있는가?(경추, 척추, 당뇨병 등)
- 특별한 알레르기가 있는가?
- 어떠한 질병을 앓고 있거나(과거의 질병), 복용중인 약이 있는가?
- 음식물을 섭취한 시간과 섭취량은 얼마인가?

제2절 응급의료 정보센터

1. 설립배경

산업의 발달과 인구의 증가는 산교통사고 및 가정 안전사고에 따른 외상 등을 증가시켰고, 의학의 발달로 평균수명은 연장되었지만 응급을 요하는 심혈관 질환, 뇌혈관, 다발성 외상 환자등은 증가하고 있다. 응급환자는 즉각적이고 적절한 치료를 받지 않으면 생명에 위협을 줄뿐만 아니라 주요 장기의 영구적인 기능손상을 초래할 수 있으므로 현장에서 효율적인 응급처치와 신속한 이송체계를 통한 적절한 병원처치가 가능하도록 설립하여 운영하고 있다.

2. 응급 의료 정보센터 연혁

연 도	연 혁
1990년	응급환자가 언제 어디서나 즉시 진료를 받을 수 있는 의료정보를 제공할 수 있도록 1991년까지 응급의료체계를 완비하겠다는 대통령 공약사업으로 준비 시작
1991년	대한적십자사에 위탁 “적십자129 응급환자 정보센터” 개소
1994년 12월	응급의료에 관한 법률을 제정하여 법적근거 마련
1995년 1월	응급의료에 관한 법률 시행규칙 제정
1998년 7월	• 응급환자 신고접수 전용번호를 129에서 1339로 변경 - 응급 환자 이송 업무:119전담 - 이송중인 자에 대한 응급처치지도 및 이송병원 안내:1339 전담
1999년 8월	‘응급의료 정보시스템’ 인천센터에서 시범 구축
2000년 7월	• 응급환자정보센터 → 응급의료 정보센터로 개칭 • 대한적십자에서 각 권역 응급의료센터로 이관 • 응급의료 정보시스템 전국으로 확산 구축
2000년 7월 31일	• 국립의료원이 중앙의료센터로 지정
2000년 8월	• 응급의료정보시스템이 전국으로 확산 구축
2009년	• 응급의학전문의약성
2012년	• 권역외상센터제도화

3. 응급의료 정보센터 역할과 기능

가. 연중무휴 24시간 병원안내 및 응급의료 상담

평일은 물론 일요일, 공휴일, 연휴기간 등 연중무휴 24시간 전문의에 의한 의료상담과 응급상황에서 환자나 보호자가 할 수 있는 응급처지 방법 등에 대해 조언을 하고, 거주지에서 가까운 곳의 진료 가능한 병원을 안내하며, 24시간 전문의에 의한 의료상담과 구급차가 필요한 경우 119구급차의 출동을 연결해 준다.

나. 이송중인 환자에 대한 의료지도 및 병원안내

응급환자를 이송하는 구급차에 대해 유·무선 통신을 이용하여 1339 응급의료 정보센터의 전문 의료진이 의료지도를 하고 환자 상태에 따라 현장에서 가장 가깝고 적정한 의료기관을 선정하여 안내해 준다.

다. 응급의료 기관의 병상 정보 수집 및 제공

1339 응급의료 정보센터에서는 응급실 병상수, 수술가능여부, 중환자실 병상수, 입원실 등의 정보를 실시간으로 제공받아 구급차나 구급대원에게 제공하고 있습니다.

라. 일반인 및 의료인 대상 응급처치 교육

일반인, 군인, 병원종사자 등에게 심폐소생술 등에 대한응급처치 교육을 실시하고 있음

마. 대량 재난대비 훈련과 지원

병원, 소방서, 경찰서, 적십자사, 보건소, 화학물질 취급인, 군부대등과 실질적인 훈련을 하고 있으며, 현장 응급의료소 차량을 지원하여 훈련과 교육을 실시하고 있다.

4. 권역 응급의료 센터 현황(2022년)

지역	A등급	B등급	C등급
서울	(학)고려대학교의과대학 부속병원(안암병원)	강동경의대학교의대병원,서울대학교병원 서울특별시서울의료원 이화여자대학교의과대학 부속목동병원 고려대학교의과대학부속 구로병원	한양대학교병원
부산	동아대학교병원		
대구		경북대학교 병원 영남대학교 병원	
인천	의료법인길의료재단길병원 인하대학교의과대학부속 병원		
광주	전남대학교 병원	조선대학교 병원	
대전		충남대학교 병원 학교법인건양교육재단 건양대학교병원	

지역	A등급	B등급	C등급
울산		학교법인울산공업학원 울산대학교병원	
경기	한림대학교 성심병원 의료법인명지의료대잔 명지병원 차의과학대학교분당차 병원 아주대학교 병원 순천향대학교부속부천 병원		
강원	연세대학교원주세브란 스기독병원	한림대학교춘천성심병원 강릉아산병원	
충북		충북대학교병원	
충남		단국대학교의과대학부 속병원	
전북		전북대학교병원 원광대학교병원	
전남		목포한국병원 성가롤로병원	
경북	의료법인안동병원	차의과대학교부속구미 차병원 포항성모병원	
경남		양산부산대학교병원 학교법인성균관대학삼 성창원병원 경상국립대학교병원	
제주			제주한라병원

* 응급실 운영기간이 6개월 미만이어서 정규평가 대신 현황조사를 실시하였거나 해당 종별로 응급의료기관 지정된 기간이 6개월 미만이어서 정규평가 대신 현황조사를 실시한 기관

제3절 응급구조사

1. 응급구조사 역할

응급구조사는 응급환자가 발생한 현장에서 구조업무를 행하며 응급의료센터(응급실)에 도착할 때까지의 이송 중에 응급처치를 할 수 있고 의료기관내에서 진료의 보조로서 응급의료 관련 업무에 종사 할 수 있다. 응급구조사는 다음과 같은 역할을 수행한다.

가. 응급환자 처치

- 최단 시간 내에 환자 상태의 경중도를 신속히 평가한다.
- 생명 유지에 필요한 기본적인 응급처치를 시행한다.
- 환자 상태를 응급의료진에게 보고하고 지시를 요청해야 한다.
- 응급의료진의 지시에 따라 추가적 응급처치를 수행한다.
- 각종 질병이나 외상에 대한 기본적인 응급처치를 시행한다.
- 통신이 두절된 상황에서 응급처치를 시행한다.

나. 응급환자 이송 및 구조

- 환자의 상태에 따라 안전하게 이송한다.
- 재해, 자동차 사고, 매몰 등의 위험한 환경에서 환자를 안전하게 구출한다.
- 대량 환자 발생시 경중도를 분류하고, 이에 따른 응급처치와 이송에 대한 우선순위를 결정한다.
- 항공 이송 시 고려사항을 숙지하여 이송한다.
- 특수한 상황에서는 산악구조, 수상구조, 항공구조 등의 특수구조대와 연락을 취하여 협조를 받는다.

다. 응급장비 사용

- 현장에서 각종의료장비 및 기구를 정확히 사용한다.
- 응급차량 내에서 의료장비를 적절히 사용한다.
- 현장에서 필요에 따라 절단기, 에어백 등 응급구조장비를 이용하여 구조활동을 한다.
- 응급의료 및 구조장비와 기구를 항상 사용가능한 상태로 관리, 운용한다.

라. 응급통신

- 의료기관, 소방서 및 경찰서와 통신한다.
- 사고나 재해현장에서 사고유형, 현장상황, 피해자수 등에 대하여 응급정보센터로 보고한다.
- 환자상태를 응급의료진에게 보고하고 지시를 받아 응급처치를 한다.
- 응급환자 이송 중 응급의료센터 또는 병원 응급실로 연락한다.

마. 기 타

- 응급상황에서 범죄에 의한 사고의 경우 증거를 보존하고 보호한다.
- 응급의료 관련 법규를 이해하여 응급상황에 대처할 경우 유발될 수 있는 법적 문제점에 대하여 정확히 인지하고 대처한다.
- 응급구조사가 작성해야 할 의무기록(임시 기록지, 운행 기록지, 특수기록지)을 정확히 작성한다.

2. 1급, 2급 응급구조사 주요 업무

가. 2급 응급구조사 업무

- 구강 내 이물질의 제거
- 기도기(airway)를 이용한 기도유지
- 기본 심폐소생술
- 산소투여
- 부목 · 척추고정기 · 공기 등을 이용한 사지 및 척추 등의 고정
- 외부출혈의 지혈 및 창상의 응급처치

- 심박 · 체온 및 혈압 등의 측정
- 쇼크방지용 하의 등을 이용한 혈압의 유지
- 자동제세동기를 이용한 규칙적 심박동의 유도
- 흉통시 니트로글리세린의 혀아래(설하) 투여 및 천식발작시 기관지확장제 흡입(환자가 해당약물을 휴대하고 있는 경우에 한함)

나. 1급 응급구조사 업무

- 심폐소생술의 시행을 위한 기도유지(기도기(airway)의 삽입, 기도삽관(intubation), 후두마스크 삽관 등을 포함한다)
- 정맥로의 확보
- 인공호흡기를 이용한 호흡의 유지
- 약물투여: 저혈당성 혼수시 포도당의 주입, 흉통시 니트로글리세린의 혀아래(설하) 투여, 쇼크시 일정량의 수액투여, 천식발작시 기관지확장제 흡입
- 제2호의 규정에 의한 2급 응급구조사의 업무

제2장

인체구조

제1절 뼈와 근육
제2절 피부와 호흡기관
제3절 소화기관 및 배설기관
제4절 심장과 피
제5절 뇌와 신경

제2장 인체구조

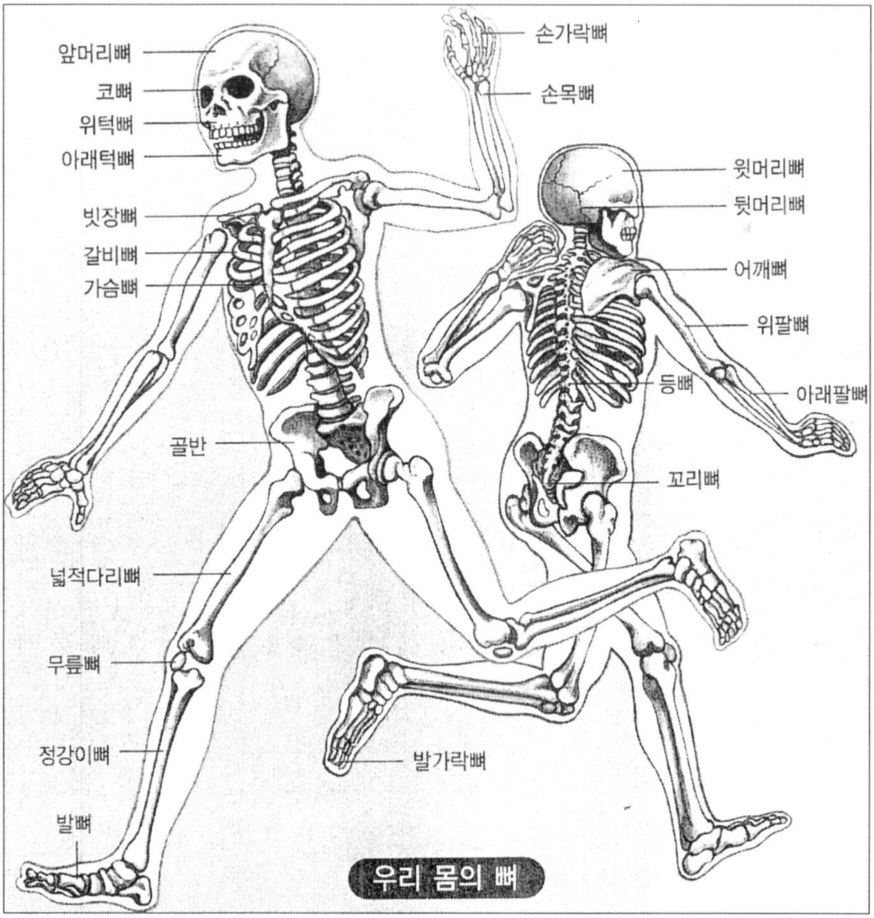

우리 몸의 뼈

제1절 뼈와 근육

1. 뼈의 분류

인체의 지지장치인 뼈(골격)는 약 206개이며, 두개이상의 뼈는 인대 등의 결합조직에 의해 기능적으로 연결되어 관절을 이루며, 뼈는 신체의 강한 지주역할을 하고 체중의 약15%를 차지하고 있다.

가. 인체의 골격(뼈)구조(두개골, 척추골, 상지골, 하지골)

(1) 두개골

두개골은 크게 머리뼈, 코뼈, 위턱뼈, 아래턱뼈 등으로 구성되어 있으며, 뇌를 보호하고 눈 · 귀 · 코 등의 특수 감각기관을 보호해준다.

(2) 척추골

척추골은 7개의 경추골, 12개의 흉추골, 5개의 요추골, 4개의 천추골, 1개의 미추골로 이루어져 있으며 경추·흉추·요추골은 각 뼈가 분리되어 있으며, 진성(眞性) 척추골이라 하고, 천추·미추골은 가성(假性)척추골이라 한다.

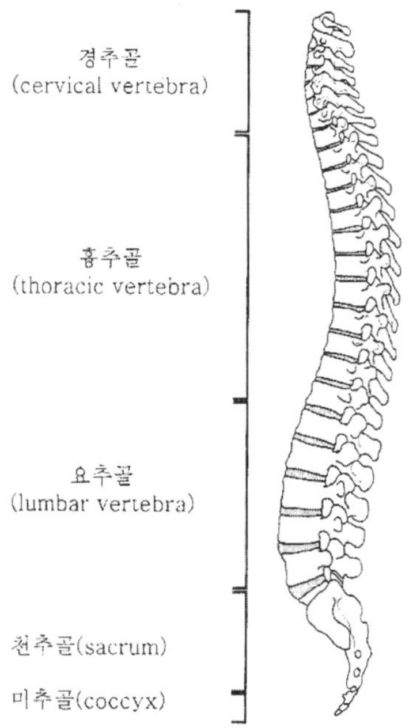

(3) 상지골(팔)

상지골은 크게 위팔뼈와 아래팔뼈, 어깨뼈로 구성되어 있다.

(4) 하지골(다리)

하지골은 크게 골반, 넓적다리뼈와 무릎뼈, 정강이뼈, 발뼈 등으로 구성되어 있다.

나. 뼈의 결합

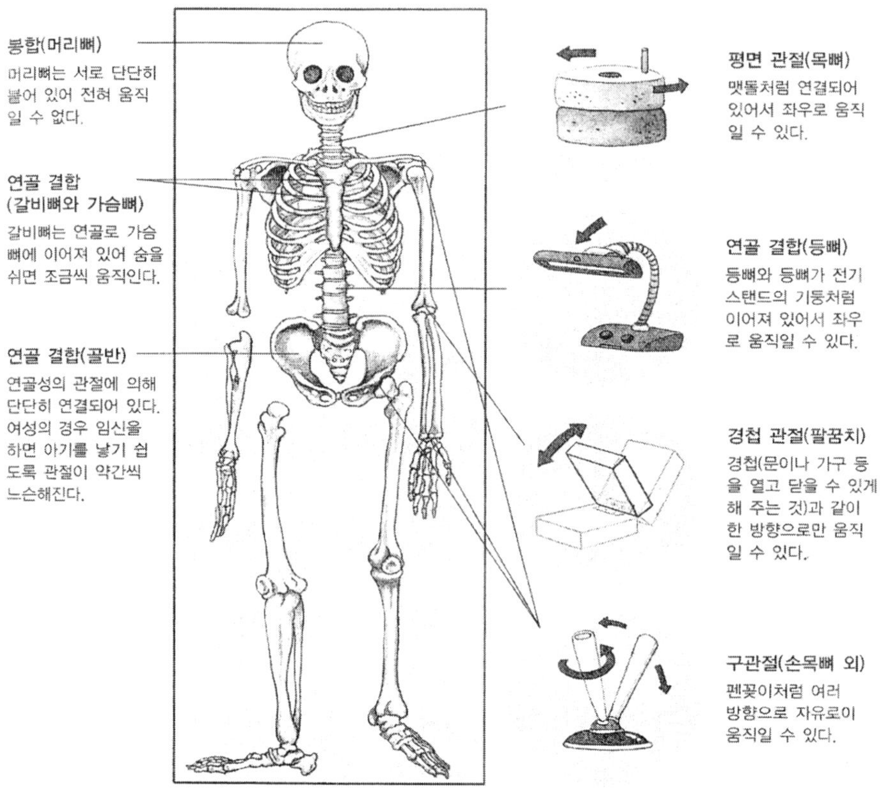

다. 뼈의 구조와 역할

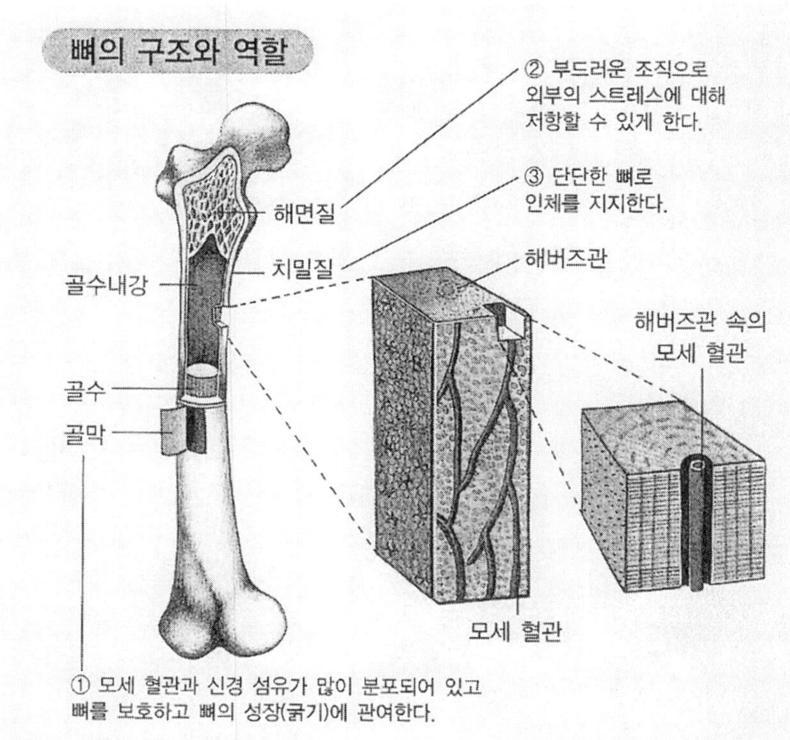

(1) 뼈의 구조

- 골막
- 치밀질
- 해면질
- 골수

(2) 역할

- 골막 : 뼈의 제일 바깥쪽으로써 뼈를 보호하고 뼈의 성장에 관여한다.
- 치밀질 : 단단한 뼈로 인체를 지지한다.
- 해면질 : 부드러운 조직으로 외부의 스트레스에 대해 저항할 수 있게 한다.
- 골수 : 피를 만들어 낸다(백혈병은 골수에서 비정상적인 피가 만들어 지기 때문에 생기는 병임)

2. 근육의 구분

근육은 몸무게의 40~50%를 차지하며 수축과 이완을 통해 여러 가지 일을 한다. 근육의 수축으로 몸 전체는 효율적으로 움직이게 되며, 혈액순환, 소화, 호흡할 때 흉부 및 복부 운동, 자세유지, 열의 생산 등의 작용을 한다.

가. 인체의 근육(골격근, 내장근)

인체의 근육은 피부속에 자리잡고 있으며, 사람 몸에 약 600개가 있고, 크게 골격근과 내장근으로 나누어진다.

(1) 골격근

대부분 뼈에 붙어있으며 수의근 으로써 그림에서 보는 바와 같이 이두근, 삼두근, 대흉근 등이 있다.

(2) 내장근: 심장근, 평활근

내장에 있으며, 사람 마음대로 움직일 수 없다. 지속적인 운동을 하여 내부 기관의 소화, 배설 등에 중요한 역할을 한다.

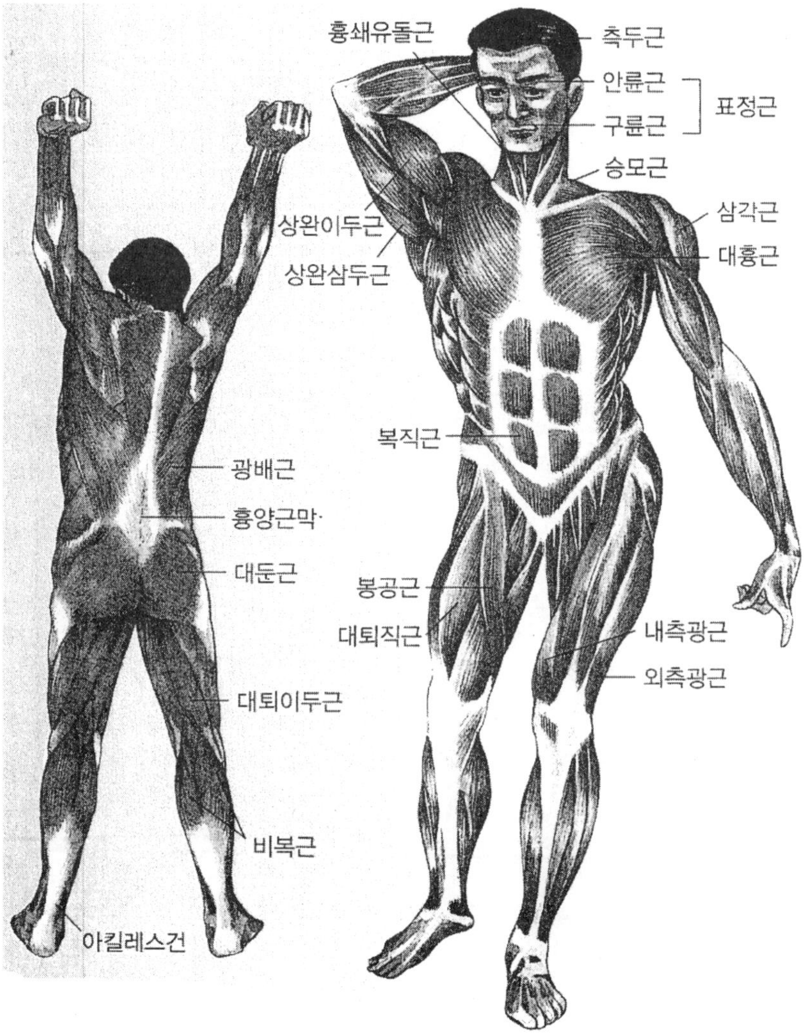
흉쇄유돌근
측두근
안륜근
구륜근
표정근
승모근
삼각근
대흉근
상완이두근
상완삼두근
복직근
광배근
흉양근막
대둔근
봉공근
대퇴직근
내측광근
외측광근
대퇴이두근
비복근
아킬레스건

제2절 피부와 호흡기관

1. 피부

피부는 신체의 덮개로서의 가능과 한 기관으로서의 기능을 수행한다. 신체의 덮개로서 방수작용을 통해 신체의 체액이 빠져나가는 것을 막아준다. 거친 외부의 힘을 받는 곳은 두꺼우며, 벗겨지기 쉬운 곳에서는 잘 결속되어 있다. 또한 미끄러지기 쉬운 곳에서는 지문과 같은 능선이 발달해 있다. 그리고 한 기관으로 피부는 체온을 조절하고, 신장 및 폐와 함께 신체의 노폐물을 배설하는 기관이다.

가. 피부의 구조

피부의 구조는 표피, 진피, 지방조직으로 구성되어 있으며 두께는 0.5mm ~6mm이다.

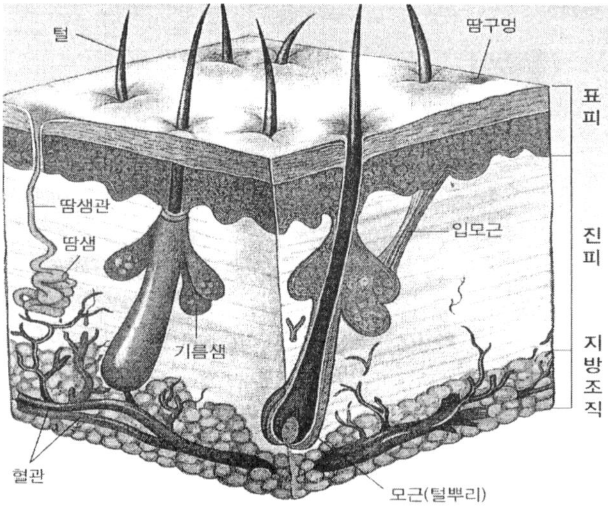

- 표피 : 혈관이 없어서 껍질이 벗겨져도 피가 안난다.
- 진피 :진피속에는 땀샘, 기름샘, 모근(털뿌리)등이 있으며 땀샘은 체온조절과 몸에 찌꺼기를 배출한다. 기름샘은 피부가 건조하지 않도록 보호하고 세균이 침입하지 못하도록 한다.

- 지방조직 : 영양분을 저장하고 체온을 유지시킨다. 사람이 음식을 필요한 양보다 많이 먹으면 영양이 남게 되는데 이것이 지방조직을 만들게 되며, 적당히 먹으면 보기 좋은데, 많이 먹으면 지방이 쌓여서 비만이게 된다.

2. 호흡기관

호흡기관의 주된 기능은 산소를 공급하고 이산화탄소를 배출시키는 것이다. 호흡기관은 코, 기관, 허파(폐)로 구성 되어 있으며 산소 받고 이산화탄소 방출, 세포가 에너지원으로부터 ATP를 얻는 과정.

가. 호흡기관

- 코 : 코털은 숨 쉴 때 공기 중에 섞여 들어온 먼지를 걸러주며, 콧속이 축축한 이유는 끈적끈적한 콧물로 공기 중에 섞여 있는 병균을 잡기 위한 것이다.
- 기관(지) : 끈적한 점막이 있어서 다시 한 번 먼지나 세균을 걸러내고 이렇게 걸러내고 남은 찌꺼기는 가래가 된다.
- 허파 : 기관이 좌우로 갈라져 기관지가 되어 양쪽 허파와 연결된다. 허파속에는 포도송이 같은 폐포(3~5억 개) 모세혈관에 둘러싸여 있으며 모세혈관에서는 산소를 흡수하고 이산화탄소를 배출한다.

호흡 기관

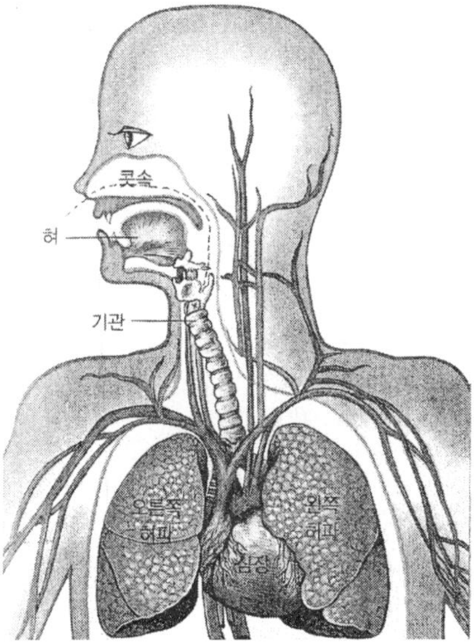

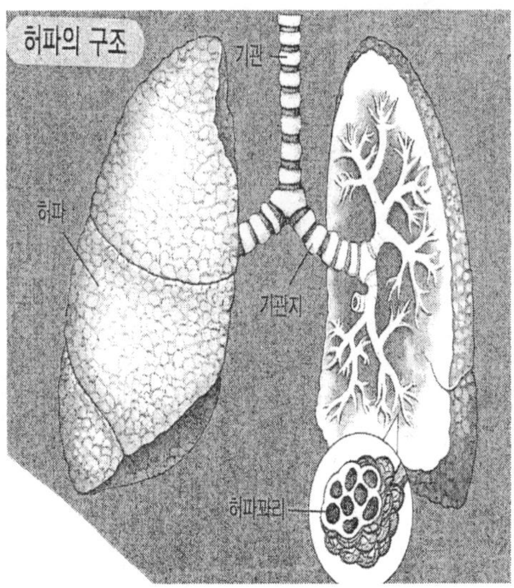

제3절 소화기관과 배설기관

1. 소화기관

세포가 정상적으로 기능을 하기 위해서는 계속적으로 에너지가 공급되어야 하는데, 이러한 역할을 소화기관이 수행한다.

소화기 계통은 입에서 항문까지 약 9m인 소화기관과 이에 관련된 부속기관(간, 쓸개, 이자)으로 되어있다.

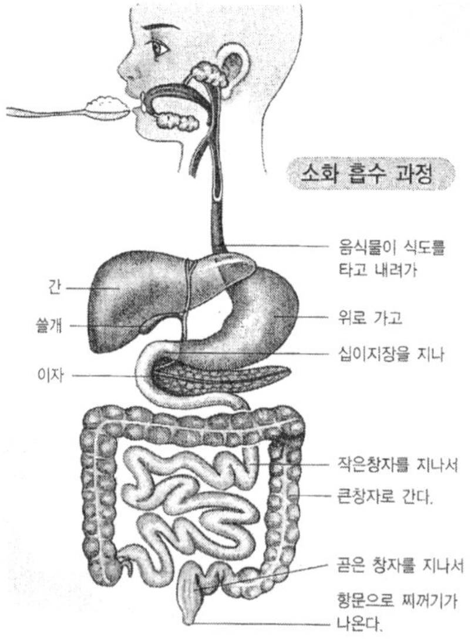

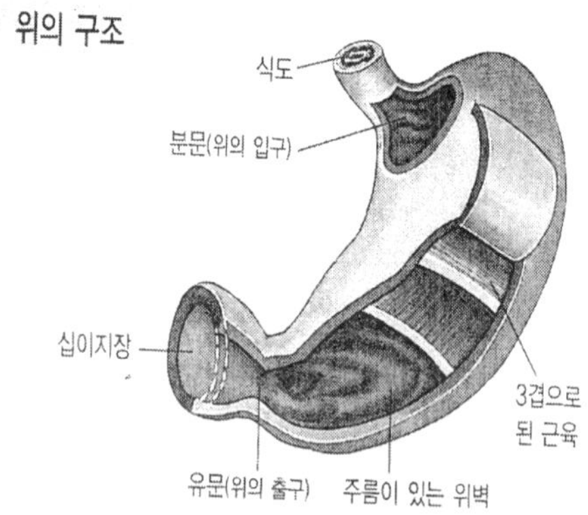

가. 입

음식물에 침을 섞어 가며 치아는 씹어 잘게 부순다.

나. 식도

오므라들었다 늘었다 연동운동을 하여 음식물을 위로 내려 보낸다.

다. 위

위에서는 음식물을 녹이는 위액이 나오고 이때 위벽이 흔들려 음식물과 마구 섞인다.

라. 십이지장

위와 작은창자를 이어주는 길로 이곳으로 간에서 만들어진 쓸개즙과 이자(췌장)에서 분비되는 이자액이 들어온다.

- 쓸개즙 : 음식물 속의 지방을 녹여 잘게 쪼갠다.
- 이자액 : 단백질을 아미노산으로, 녹말을 포도당으로, 지방을 지방산과 글리세롤로 바꾼다.

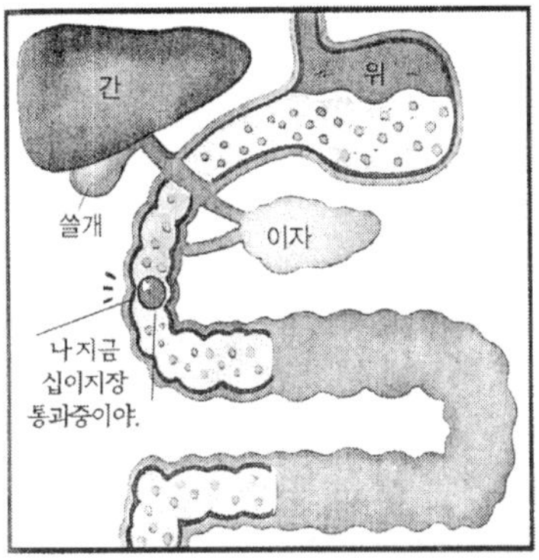

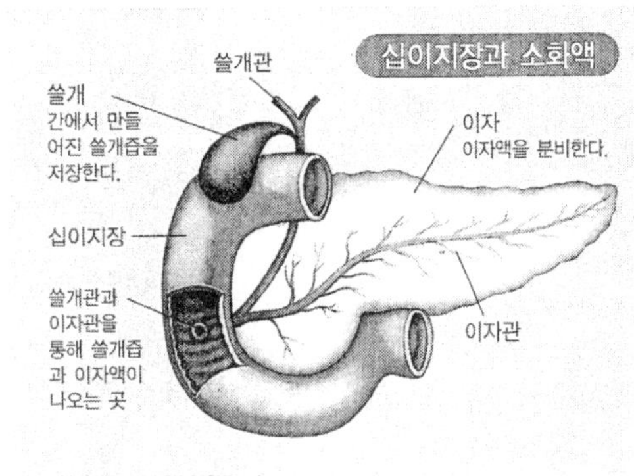

마. 작은창자(소장)

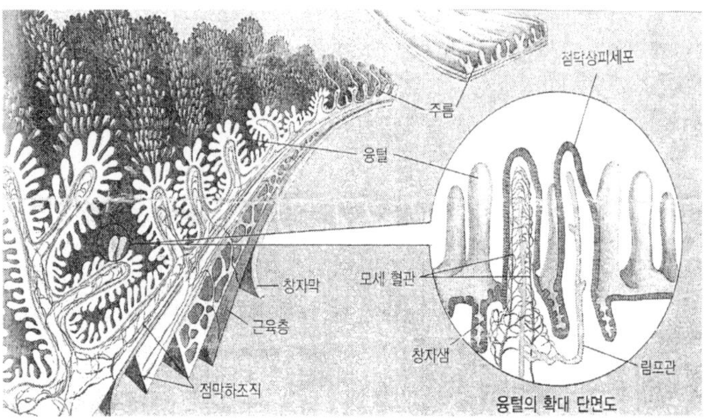

길이가 약 6~7미터로서 먹은 음식의 영양분을 대부분 흡수한다. 작은창자에서

도 소화액인 장액이 나오는데 단백질과 탄수화물을 다시 쪼개어 완전히 소화된 영양소는 융털에 흡수되어 간으로 운반되고, 간에 운반된 영양소중 일부는 저장되고, 나머지는 혈관(핏줄)을 따라 온몸으로 퍼져 쓰인다.

바. 간과 이자

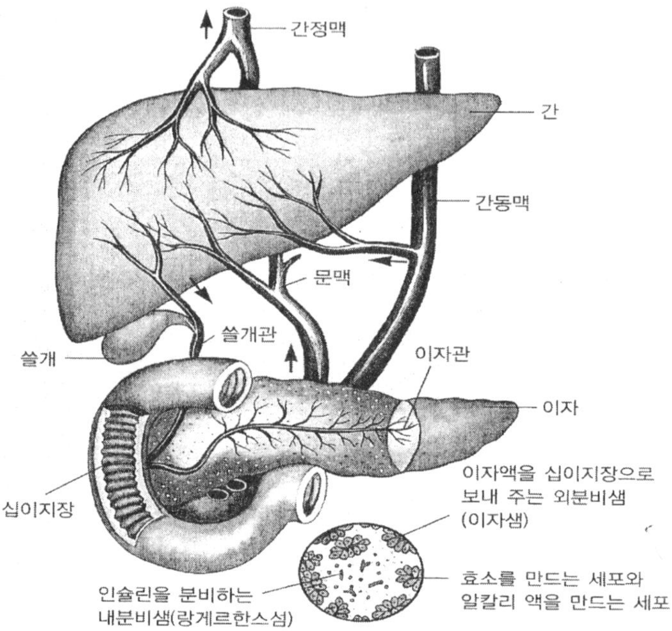

(1) 간

사람의 몸속에 있는 단일기관중 가장 크며 무게는 약 1.5kg이다. 간은 작은창자에서 전해진 영양소를 저장하기도 하고, 몸에 필요한 에너지를 만들기도 하며, 쓸개즙을 만들어 지방의 소화를 돕고 혈액을 굳게 만드는 프로트롬빈과 굳는 것을 방지하는 헤파린을 만든다. 또한 오줌의 성분인 요소를 만들기도 하고, 수명이 다된 적혈구를 파괴한다.

(2) 이자

음식물을 녹이는 위액은 강한 산성인데, 이자에서 탄산수소나트륨(이자액)을 보내서 음식물을 중화시킨다.

사. 큰창자

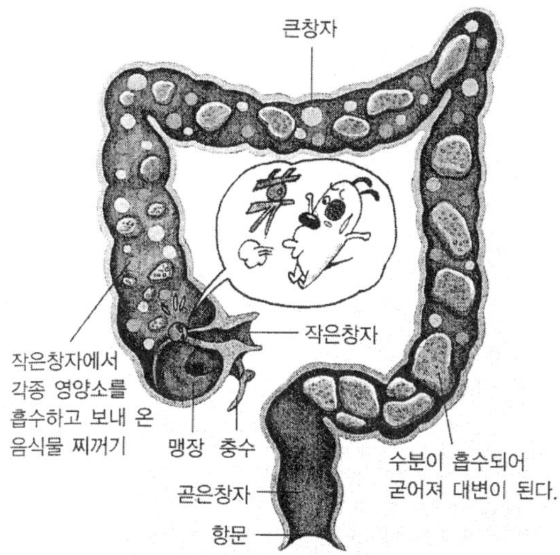

음식물의 대부분은 작은창자에서 흡수되고 소화되지 않은 찌꺼기만 큰창자로 내려온다. 큰창자의 길이는 약 1.5m이고 소화액은 나오지 않으며 수분을 빨아들여 음식물 찌꺼기를 덩어리로 만들어 대변으로 나오게 한다.

(1) 대장의 구성

- 맹장 : 대장의 첫 부분
- 결장(상행결장, 횡행결장, 하행결장)
- 직장(곧은창자)
- 항문

(2) 맹장염

맹장 끝에 8cm정도의 충수가 있는데 음식을 너무 많이 먹거나 감기나 과로 등으로 체력이 급격히 떨어졌을 때, 또 세균이 번식하여 염증을 일으키면 심한 복통을 일으키게 되는데 이것을 맹장염(충수염)이라고 한다.

2. 배설기관

가. 콩팥(신장)

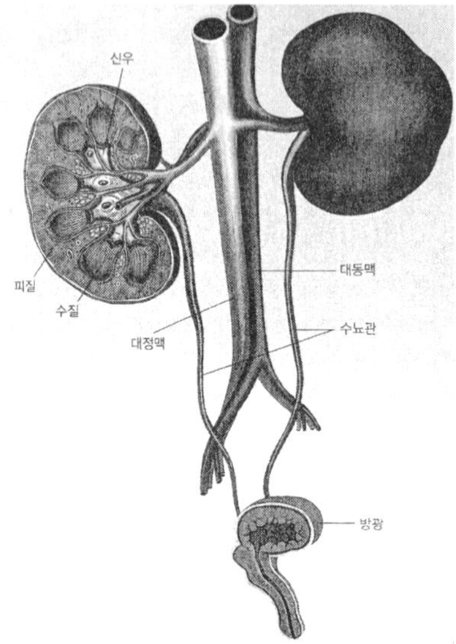

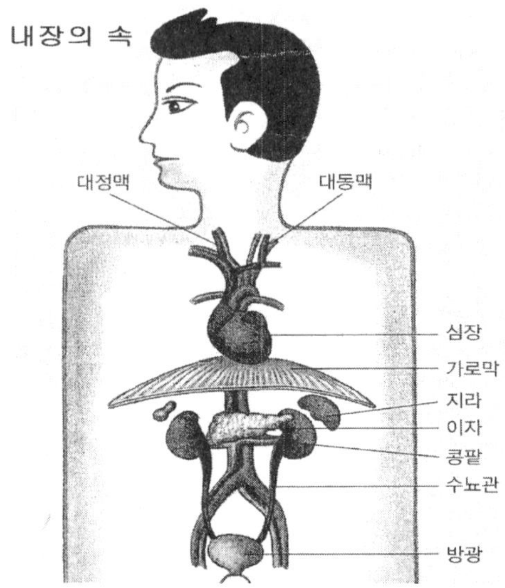

혈액을 통하여 콩팥으로 여러 가지 물질이 모여드는데 필요 없는 찌꺼기와 몸속에서 쓰고 남은 물과 함께 방광으로 내보냄으로서

- 몸속에 있는 수분의 양을 조절하고
- 혈액이 지나치게 산성이나 알칼리성이 되지 않도록 하며
- 몸에 필요한 것은 다시 혈액으로 보낸다.

나. 땀샘

기온이 높아서 피부에 전해지면 땀샘에서 땀을 몸밖으로 내보내어 정상체온(36.5℃)이 되도록 해주며 몸속에서 걸러진 찌꺼기를 몸 밖으로 내보내는 일을 한다.

제4절 심장과 피

1. 심장구조

심장은 동맥과 정맥이 연결된 방이 4개 있다.

위쪽이 심방(좌심방, 우심방), 아래쪽이 심실(좌심실, 우심실)이며 좌심실은 벽 근육이 두껍고 튼튼하게 되어있어 이곳이 강력하게 수축하면서 피를 온몸으로 내보낸다.

가. 혈액(피)순환

① 온몸을 돌아다닌 더러워진 혈액이 대정맥에서 우심방을 통해 우심실로 들어온다.

② 우심실로 들어간 혈액은 허파동맥을 지나 허파로 들어간다.

③ 허파에 들어온 혈액은 속에 있는 이산화탄소를 버리고 산소를 받아 허파정맥을 통해 심장으로 들어온다.

④ 심장으로 들어온 혈액은 좌심방 좌심실을 차례로 거쳐 대동맥을 통해 온몸으로 보내진다.

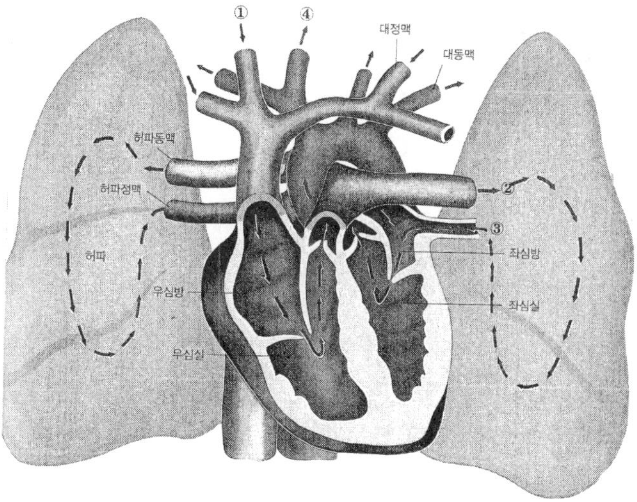

대정맥->우심방->우심실->허파동맥->허파->허파정맥->좌심방->좌심실->대동맥

2. 피(혈액)

심장에서 보내진 피는 몸의 각 기관에 산소와 영양분을 공급하고 또한 몸 안에 생긴 찌꺼기를 밖으로 내보내기 위해 온 몸을 돌아다닌다. 온 몸의 세포들은 산소와 영양분을 받지 못하면 죽게 되므로 심장은 열심히 펌프질을 하여 피를 순환시킨다.

(1) 피의 성분

- 혈장(55%)
- 혈소판
- 혈구(45%):적혈구 44%, 백혈구 1%

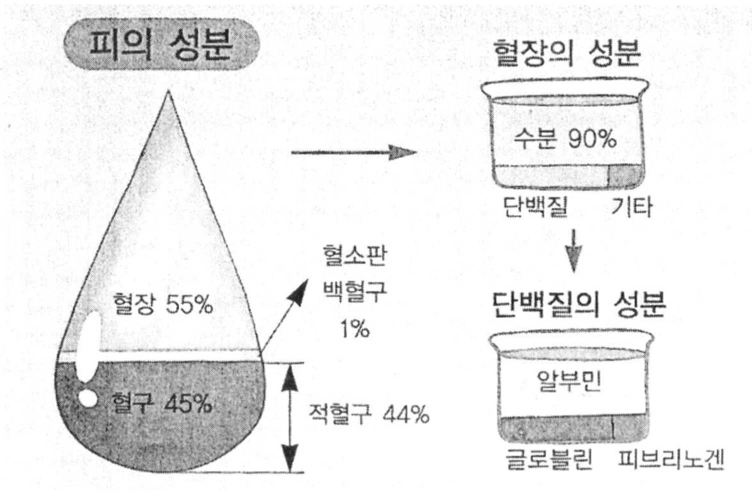

(2) 혈장

90%가 수분이며, 나머지 10%가 단백질, 염류, 노폐물 등으로 되어 있다.

영양분을 신체의 각 조직으로 나르고, 노폐물을 몸 밖으로 내보내며 삼투압 유지 등의 역할을 한다.

(3) 혈소판

적혈구의 4분의 1정도크기로서 상처가 났을때 상처난 곳에 모여 응고되어 피가 밖으로 못 나가게 한다.

(4) 백혈구

적혈구보다 크며 병균을 잡아먹는다(백혈병은 혈구가 만들어지는 조직에 생긴 종양의 한 종류다).

(5) 적혈구

산소를 운반한다.

제5절 뇌와 신경

1. 뇌의 구조와 기능

뇌는 감각과 운동을 지배하고, 이성·기억·지성의 중추가 되는 신경계통의 중추부이다. 뇌의 평균무게는 남자는 1,380g, 여자는 1,250g 정도이며, 뇌는 대뇌 와 소뇌, 간뇌, 연수, 중뇌로 구성되어 있다.

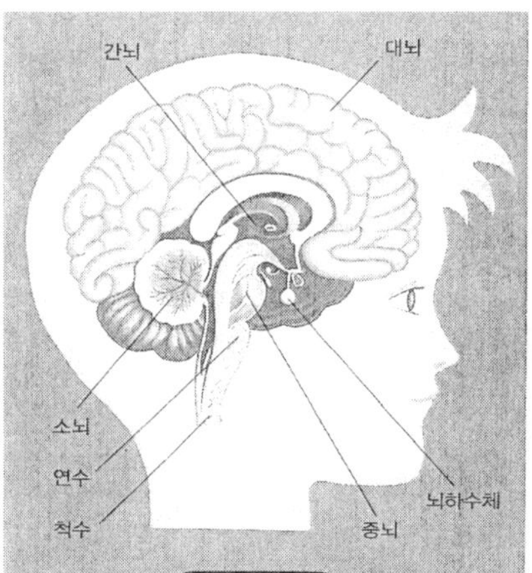

뇌의 구조

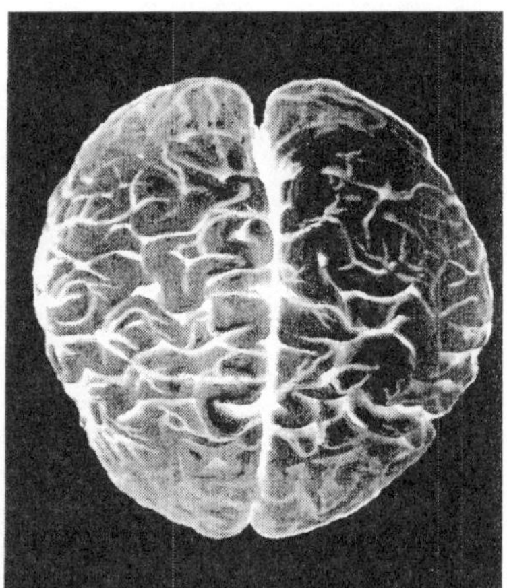
위에서 본 대뇌－이해를 돕기 위해 색을 입힌 사진

가. 대뇌

오른쪽뇌와 왼쪽뇌로 나누어지며, 오른쪽뇌는 몸의 왼쪽에 영향을 주며, 그림이나 음악처럼 예술을 이해하거나 사물을 관찰하는 기능을 한다. 왼쪽뇌는 몸의 오른쪽에 영향을 주며, 생각하고 말하며 계산하는 기능을 한다.

나. 소뇌

몸의 운동과 평형감각을 받아 종합하고 이를 대뇌의 운동영역으로 전달함으로서 운동과 자세를 자율적으로 조절하며 세밀한 운동이 가능하다.

다. 간뇌

체온, 혈압, 혈당 등을 조절하며, 수면활동에 기여한다.

라. 연수

소화, 순환, 호흡을 조절하며 반사운동에 관여한다.

마. 중뇌

지각과 청각에 관계되며, 운동과 위치 반사에 중요한 역할을 한다.

바. 척수

척수는 뇌에서 받은 명령을 말초신경, 몸의 각 부분에서 받은 자극을 뇌에 전하는 역할을 한다.

2. 신경

신경은 인체의 통신망이라 할 수 있는데 온몸에 거미줄 같이 퍼져 있으며 신경이 끊어지면 감각과 뇌와 손발은 별도로 움직일 수밖에 없다.

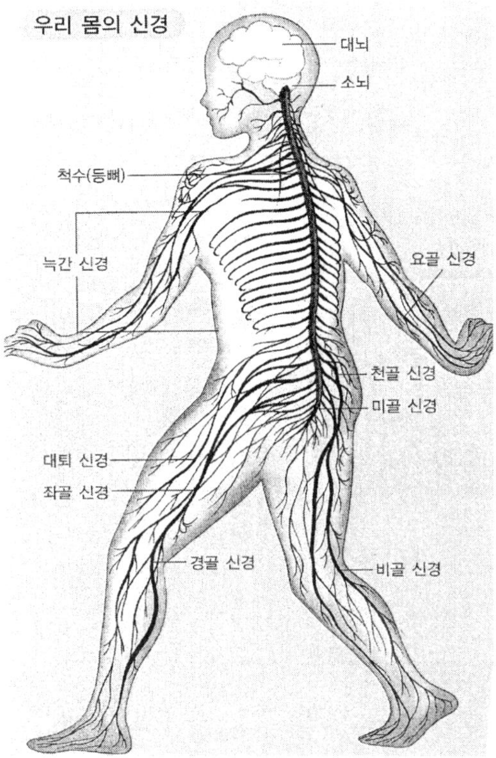

제3장

인명구조법

제3장 인명구조법

제1절 심폐소생술

1. 개 요

심폐소생술이란 심정지로 인한 주요장기의 비가역적 손상을 막기 위하여 인공호흡과 인공순환을 시행하여 조직으로 산소공급을 유지하고, 궁극적으로 환자의 심박동을 회복시켜 심정지 환자를 소생시키고자 하는 것이다.

2. 심폐소생술 진행단계

가. 의식확인

어깨를 가볍게 치면서 "괜찮아요?" 물어본다.

나. 응급의료체계 신고

군은 의무대에 사회는 119나 1339에 전화해서 신고자 전화번호, 환자발생장소, 환자의 수, 환자의 상태, 주변의 위험상태(화재, 사고, 위험물질 등) 현재 환자에게 시행하고 있는 응급처치 등을 설명한다.

의식확인
여보세요 괜찮으세요

⇩

응급의료체계 신고
군의무실, 119에 신고해주세요

⇩

흉부압박(30회)
유두선중앙 흉골5~6cm깊이 분당100~120 속도로 압박

⇩

기도유지 및 확보
머리기울이고 턱들어올리기

⇩

인공호흡(2회)
700~1000cc(가슴이 올라오는 정도로 호기당 약2초간 실시)

※ 흉부압박과 인공호흡 5주기 실시(2분이내)

다. 심폐소생술 실시

(1) 흉부압박 (30회)

① 명치끝부분 오목한 부위(검상돌기)를 확인하여 인지와 중지를 댄다.

② 다른 손의 손바닥을 명치 위의 흉골 부분에 댄다.

③ 오목한 부위에서 손가락을 떼어 다른 손위에 겹쳐 깍지를 낀다.

④ 가슴 압박속도는 분당 100회 속도로 30회 정도 실시한다.

⑤ 압박 정도는 가슴이 5~6cm 정도 들어가게 압박한다.

⑥ 주관절은 곧게 편다.

⑦ 손바닥이 흉골에서 떨어지지 않도록 한다.

⑧ 어깨와 허리의 힘을 이용하여 압박한다.

⑨ 환자의 흉골과 응급처치요원의 팔이 직각으로 되도록 한다.

⑩ 압박과 이완의 주기를 50:50으로 유지한다.

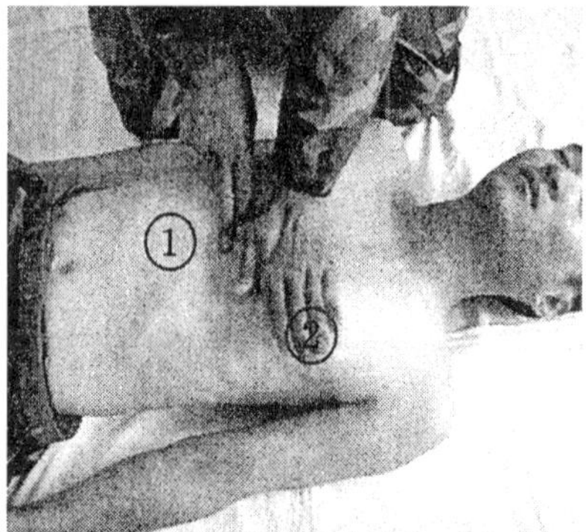

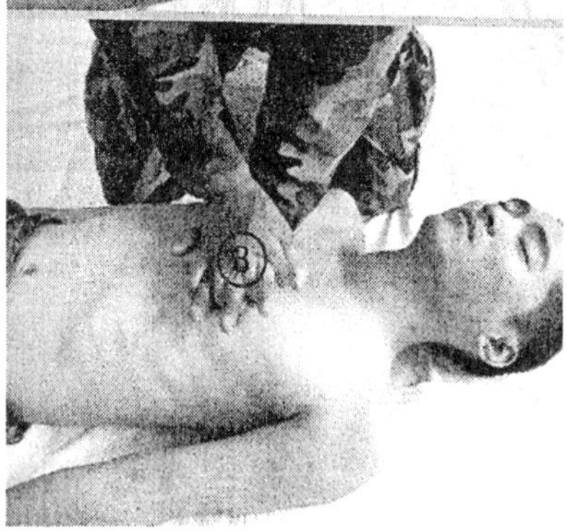

(2) 심폐소생술 방법

(가) 1인 심폐소생술(1인일 경우)

① 의식유무를 확인한다.
상급부대 혹은 군 의료기관에 도움을 요청한다.

② 흉부압박 30회(분당 100회 속도)를 실시한다.

③ 기도를 유지한다.
확실히 시행한 후 호흡유무를 확인한다.(보고, 듣고, 느끼고)

④ 인공호흡을 약 2회 실시한다.(1회 호기당 2초소요)
호흡과 호흡사이에 가슴의 상승과 공기의 흐름을 잘 관찰한다.
(5초에 한번씩 구조호흡을 실시한다면 분당 약 12회 속도)

(나) 2인 심폐소생술(2인일 경우)

① 의식유무를 확인한다.

② 군 의료기관이나 119에 도움을 요청한다.

☞ 첫 번째 시술자

③ 기도를 유지한다.

확실히 시행한 후 호흡유무를 확인한다.(보고, 듣고, 느끼고)

④ 인공호흡을 약 2회 실시한다.(1회 호기당 2초 소요)

호흡과 호흡 사이에 가슴의 상승과 공기의 흐름을 잘 관찰한다.

☞ 두 번째 시술자

⑤ 만약 맥박이 없으면 흉부압박을 30회(100회/분)를 실시하고, 첫 번째 시술자가 인공호흡을 2회 실시한다.

⑥ 이 과정을 5회 반복 시행한 후 의식을 다시 확인한다. 의식이 없다면 30:2의 비율로 다시 반복실시하고 의식이 있으면 측면으로 돌려놓아 구토에 의한 기도폐쇄를 방지하며 응급의료기관 도착시 인계한다.

라. 기도유지 및 확보(2가지 방법)

(1) 머리 뒤로 젖히고 턱들어 올리기(두부후굴 하악거상법)

① 환자를 바르게 눕힌다.

② 환자 옆에 무릎을 꿇은 자세를 취한다.

③ 환자 이마를 뒤로 젖힘과 동시에 다른 손은 2,3번째 손가락을 이용하여 턱을 들어올리는데 이때 턱밑에 손가락을 댈때 연부조직을 누르면 기도가 막힐 수 있으므로 주의한다.

④ 환자의 코, 입 가까이 귀를 대어 듣고, 눈은 가슴호흡 상태를 확인한다.

(2) 하악견인법(두손으로 턱 들어올리기)

이 방법은 외상환자 경추(목) 손상이 의심되는 환자에게 시행한다.

① 환자를 바르게 눕힌다.

② 환자 머리쪽에 상체정도의 거리를 두고 무릎을 꿇고 앉는다.

③ 양발을 지면에 고정한 채 환자의 하악골 양측의 상부와 하부면을 양쪽 엄지손가락과 나머지 네 손가락을 이용하여 잡는다.
④ 엄지손가락을 이용하여 하악을 전방으로 밀어 입을 열도록 해준다.
⑤ 나머지 네 손가락을 이용해서 하악을 위로 들어 올려준다.
⑥ 환자의 두부가 움직이지 않도록 해주면서 기도유지를 지속한다.

마. 호흡확인

눈으로 가슴의 움직임을 보고, 숨소리를 귀로 듣고 내쉬는 숨을 느끼며, 기도유지를 한 채로 5~10초 동안 확인한다.

바. 구조호흡(인공호흡)

(1) 정의

구조[1]호흡법이란 호흡이 중지된 환자에게 인위적으로 숨을 쉬게 하는 방법으로 지연되어서는 안되고 적기에 실시해야 한다.

(2) 중요성

호흡이 정지되었을 때 주된 사망원인은 산소의 결핍이다. 산소가 포함되지 않은 혈액순환이 시작된지

- 10초 경과시 : 산소고갈
- 3분 경과시 : 뇌기능 정지
- 4~6분 경과 : 뇌의 비가역적 손상(주위환경에 따라 이리저리 쉽게 변하지 않는 손상)초래 시작된다.

따라서 인공호흡을 하여 산소를 공급하여야 한다.

1) 군에서는 "인공호흡"용어를 심폐소생술협회에서는 구조호흡이라는 용어사용

(3) 구조호흡(인공호흡)방법

(가) 구강 대 구강법(입 대 입)

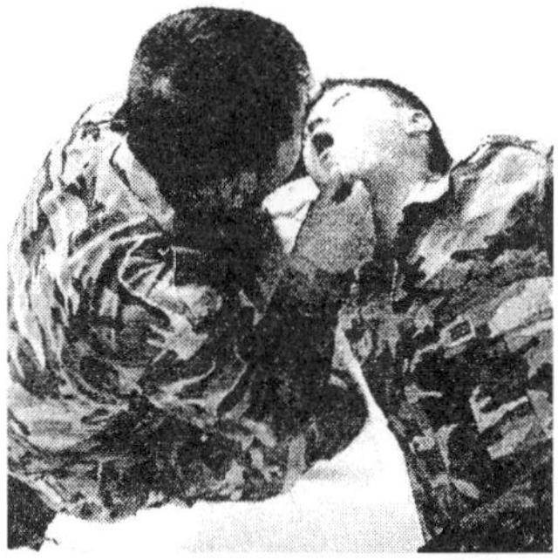

- 환자의 코를 막는다.
- 매번 5초 간격으로 700~1,000cc의 공기를 환자에게 불어 넣어주며 1분간 12회 정도 실시한다.
- 불어넣는 공기가 들어가는지 가슴을 지켜본다.

(나) 구강대 비강법(입 대 코)

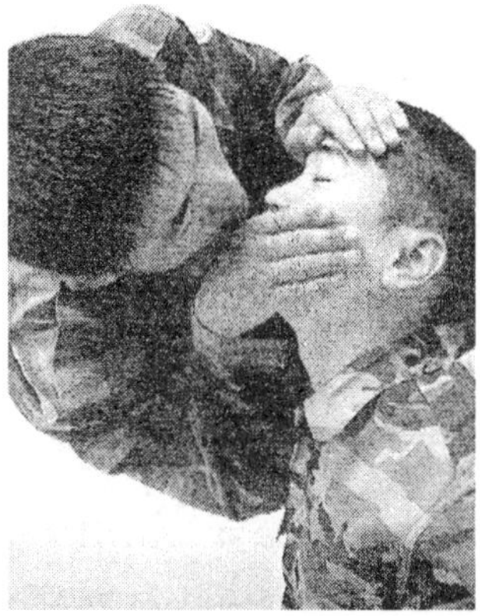

- 환자의 입을 막는다.
- 처치자의 입을 환자의 코에 대고 막아 밀폐시킨 후 서서히 호흡을 불어넣는다.
- 호기가 끝나면 환자의 입을 개방하여 몸속의 공기를 내보낼 수 있도록 한다.

※ 사용시기

- 근육경직이나 경련에 의해서 입이 열리지 않는 경우
- 심한 안면손상으로 입을 통한 호흡이 불가능한 경우

사. 순환징후 확인

환자의 자발적인 호흡, 기침, 움직임 등 3가지를 파악하여 10초 이내에 징후가 없으면 심장이 뛰지 않는 것이다.

제2절 지 혈

1. 개 요

지혈이란 혈액이 혈관 밖으로 유출되는 것을 방지하는 것으로, 성인 경우 약 70ml/kg에 해당하는 혈액을 체내에 보유하고 있으며, 전체 혈액량의 10%이상이 유출되면 위험해지기 시작하고 약 30%(1500cc) 이상의 심한출혈은 생명을 잃게 할 수 있다.

2. 출혈의 종류

가. 혈관에 따른 분류

(1) 동맥성 출혈

선혈이 분출하며 때때로 박동성이 있다. 단시간 내에 많은 혈액유출이 있어 대단히 위험하다.

(2) 모세혈관성 출혈

손상부위 전체에서 조금씩 출혈하며, 출혈점이 특정하지 않다.

(3) 정맥성 출혈

암적색이며 조금씩 솟아나면서 출혈한다.

나. 출혈 부위에 따른 분류

(1) 내부출혈

복강, 흉강, 골반강 등과 같이 신체내부에서 출혈이 되는 것을 말한다. 육안으로 관찰하기 어려우며, 출혈도 상당히 심하고 지속적으로 진행되는 것이 특징이다.

(2) 외부 출혈

상처로부터 출혈이 되는 것을 눈으로 직접 확인할 수 있는 것을 말한다. 외부출혈의 예로는 개방성 골절에서의 출혈, 피부의 심부 열상에 의한 출혈, 비출혈(코피) 등이다.

다. 각 부위의 출혈

위 치	특 징	원 인
구 강	기침할 때 동반되는 거품이 있는 붉은 혈액(각혈)	폐출혈
	피를 토할 때 (토혈)	소화 장기의 출혈
귀	밝고 붉은 색의 신선한 혈액	고막파열과 같은 귀 내부의 손상
	물이 섞인 모양의 혈액	두부외상에 의한 뇌척수액 유출
비 강	밝고 붉은 색의 신선한 혈액	비강내 혈관 파열
	물이 섞인 모양의 혈액	두부외상에 의한 뇌척수액 유출
항 문	밝고 붉은 색의 신선한 혈액	항문이나 하부 위장관의 출혈
	검붉고 냄새가 나는 대변(혈변)	상부 위장관의 출혈
요 도	붉은색 소변	방광이나 신장의 출혈

라. 외부출혈시 단계별 응급처치

상 처 보 호 — 상처부위를 깨끗한 천으로 덮는다.

↓

압 박 — 출혈지점을 눌러줌으로써 지혈을 돕는다.

↓

국소거양법 — 출혈부위를 심장부위보다 높여줌으로써 지혈을 돕는다.

↓

지혈대에 의한 지혈 — 이상의 방법으로 지혈이 되지 않는 경우 신속히 지혈대에 의한 지혈법을 적용한다.

↓

환 자 후 송 — 출혈이 계속될 경우 신속히 의료시설로 후송한다.

3. 지혈방법

가. 직접압박법

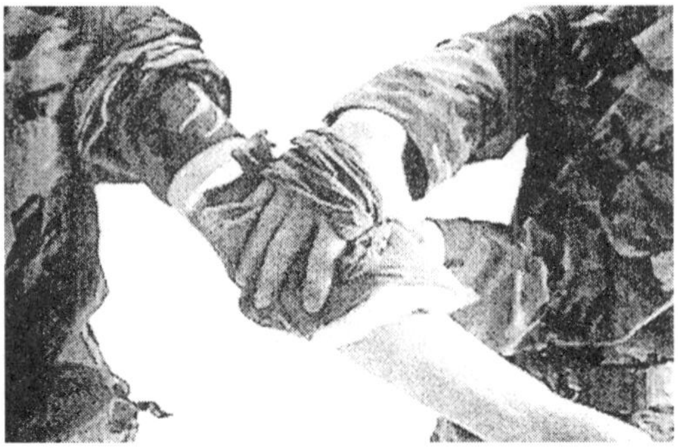

- 날카로운 물건에 피부가 베인 상처 지혈을 위한 치료법이다.
- 상처부위에 압박붕대를 대고 손바닥과 손가락으로 눌러준다.

나. 국소 거양법

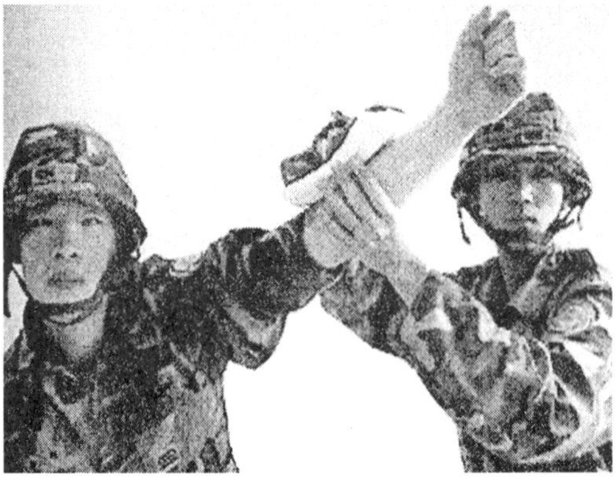

- 팔 및 다리 부위에 출혈이 발생한 환자에게 출혈의 양을 감소시키는 지혈법이다.
- 상처부위는 직접압박법으로 지혈한 후 출혈이 있는 신체부위를 심장보다 높이 들어준다.

다. 간접압박법

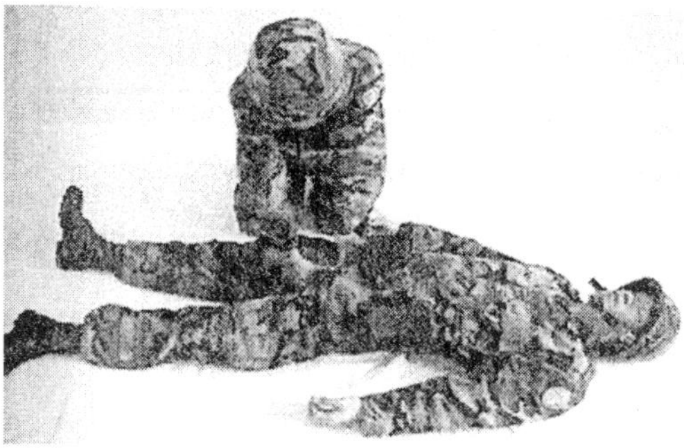

- 팔 또는 다리부분의 동맥과 정맥이 절단된 곳의 대량 출혈을 막기 위한 방법으로 일시적인 효과밖에 없다.
- 국소거양법으로 지혈이 되지 않거나 압박붕대위로 출혈량이 많으면 상처와 가까운 동맥을 압박한다.

라. 지혈대 사용법

(1) 지혈대의 사용

팔 및 다리가 절단되거나 출혈이 너무 심해서 직접압박법으로 지혈이 불가능할 경우 최후 수단으로 사용한다.

(2) 준비물

- 지혈대 : 볼펜 또는 막대기
- 지혈대 밴드 : 폭이 5cm 이상인 삼각건
- 패드 : 피부 접촉시 상처가 발생하지 않는 부드러운 물질

(3) 지혈대 사용방법

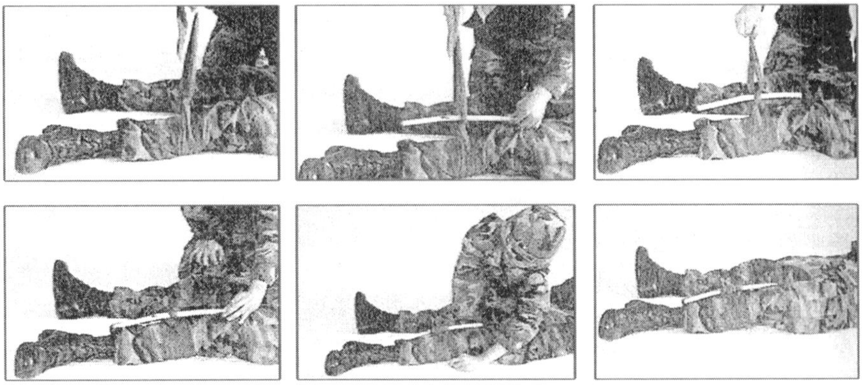

① 삼각건으로 두 번 감고 한번 매듭을 한다.
② 막대기를 삼각건 매듭 위에 수평이 되도록 놓는다.
③ 막대기가 고정이 되도록 삼각건을 한 번 더 묶는다.
④ 막대기를 상처부위가 지혈될 때까지 돌린다.
⑤ 지혈이 되면 막대기를 묶은 끈의 끝부분을 감는다.
⑥ 삼각건이 풀리지 않도록 끈을 묶는다.
⑦ 지혈대 사용시간을 설치부위 또는 얼굴에 기록(T1, T2)

4. 내부출혈시 응급처치

출혈의 증상과 징후를 정확히 파악하는 것은 대단히 중요하다. 내부출혈의 경우에는 신체 외부에서 출혈을 확인할 수 없기 때문에 치료가 늦어질 수 있는 위험성을 가지고 있다. 내부출혈일 때 일반적인 응급처치는 다음과 같다.

가. 환자를 안정시키고 조용히 한다. 환자를 어느 장소이든지 편하게 눕히고 절대로 움직이지 않도록 한다. 불필요한 이동은 더 많은 출혈을 유발할 수 있기 때문이다.

나. 환자가 매우 불안하고 두려워하므로 충분히 안심시켜야 한다.

다. 가능하면 하지를 올려 말단부위로 가는 불필요한 혈액량을 줄이고, 중요 장기(심장, 뇌 등)로 가는 혈류량을 증가시킴으로써 기절상태나 무의식을 예방한다. 이때 책상, 의자. 돌, 베개, 담요 등을 주위 상황에 맞추어 적절하게 활용한다.

라. 환자가 쉽게 호흡할 수 있도록 목, 가슴, 허리 등 신체부위의 꼭 죄는 옷은 느슨하게 풀어준다.

마. 가능하면 환자를 따뜻하게 하여 쇼크를 예방한다.

바. 투약은 의사의 지시가 있다면 혈액이나 혈액대용 물질(생리 식염수)을 정맥으로 주입하고 그 외에 두통이나 불안, 걱정을 경감시킬 목적으로 소염진통제를 사용할 수 있다.

사. 출혈이 심하다고 판단되면 응급조치를 취하여 의무시설이나 병원으로 즉시 운반하여야 한다.

제3절 쇼크예방 및 치료

1. 개 요

쇼크란 산소가 부족한 상태에서 산소가 풍부한 혈액을 신체 각 부위에 모두 순환시킬 수 없을 때 발생한다. 급성 순환장애에 의하여 조직 혈류가 감소하여 조직세포의 정상 기능 및 대사에 필요한 여러 가지 물질이 공급되지 못하고 세포의 각종 신진대사 산물이 제거되지 못하는 상태를 말한다.

2. 쇼크의 분류

가. 저체액성 쇼크(저혈류량성 쇼크)

(1) 체액·혈액 및 전해질의 과도한 손실로 인하여 혈관내로 흐르는 혈액량이 감소하여 발생한다.

(2) 외상으로 인한 내출혈, 외출혈, 심한 화상, 구토, 설사, 위 장간 출혈, 복막염 등에 의해 발생한다.

나. 심장성 쇼크

심장이 펌프기능의 장애를 받아 심박출량 저하를 가져옴으로써 순환부전이 생겨 쇼크가 일어난다. 급성 심근경색증, 부정맥, 판막 질환, 급성 심부전증 등에 의해 발생되며, 정상적으로 혈액을 말초 혈관으로 못 보내는 경우이다.

다. 신경성 쇼크

척추손상은(특히 경추손상) 자율신경계를 차단하여 혈관에 있는 근육을 이완시킬 수 있는데 이완된 혈관으로 갑자기 많은 양의 혈액이 유입되므로 혈압이 저하되어 발생한다.

라. 패혈성 쇼크(감염성 쇼크)

다발성 손상이나 수술 후 감염 등 세균 자체 또는 세균의 독소가 혈액 내에 감염됨으로써 말초혈관이 확장되고 혈액저하와 순환혈액량이 저하되어 쇼크가 발생한다.

마. 과민성 쇼크(Anaphylactic Shock)

과거에 어떤 물질을 지속적으로 투여 또는 접촉하여 그 물질에 감염되어 발생하는 과민 반응으로써 특정한 항원에 접촉한 후 수 분 내지 수 시간 만에 발생하는 쇼크이다.

3. 쇼크의 증상

쇼크 상태가 생명과 직결되는 위급한 상태임을 인식하고, 쇼크 상태를 알 수 있는 증상에 대해서 숙지해야 한다. 쇼크의 종류에 따라서 증상이 다르므로 활력증상, 임상증상, 혈액성분검사 등 여러 가지를 종합해서 진단을 내리는 것이 바람직하다.

가. 쇼크의 일반적인 증상

(1) 불안감(가장 초기 증상)

(2) 차고 끈적끈적한 피부

(3) 식은땀

(4) 창백(청색증)

(5) 갈증

(6) 구역질, 구토

(7) 빠르고 불규칙한 호흡과 비린내가 난다

(8) 약하고 빠른 맥박

(9) 저혈압

(10) 동공 확대(눈동자 반응저하)

(11) 의식 불명

나. 과민성 쇼크의 증상

(1) 피부: 피부 충혈, 소양증, 전신 담마진(두드러기), 부종, 청색증

(2) 호흡기계: 흉부의 압박감, 통증, 호흡곤란

(3) 순환기계: 혈압하강

(4) 신경계: 불안, 감각이상, 의식 소실

4. 쇼크의 진단

가. 자세한 병력(출혈, 외상유무, 세균감열, 급성 심장질환, 약제투여 여부 등)을 통한 원인규명

나. 환자의 일반적인 상태: 창백, 발한, 의식장애

다. 활력증상: 혈압, 호흡, 체온, 맥박의 이상

라. 피부: 차고 축축함, 청색증

마. 폐: 비정상적이 호흡형태

바. 요량의 감소

사. 필요한 임상검사: 혈색소, 백혈구, 요검사, 전해질 및 혈당, 동맥혈 가스검사, 심전도

5. 쇼크시 응급처치

야전에서 쇼크의 종류를 구분하기는 쉽지 않으나, 환자상태에 따라 취해줄 수 있는 즉각적인 처치를 수행한다면 쇼크를 예방하는 데 기여할 수 있다.

가. 일반적인 응급처치

(1) 부상자의 장비나 기타 물품을 놓고 우선 부상자를 안전하게 눕힌 다음 요대와 피복을 풀어서 호흡을 편하게 한다.

(2) 두부손상이 없는 경우 뇌에 혈액순환이 증가되도록 하지를 상체보다 높게

거상시킨다.

(3) 부상자를 모포, 상의 및 외투 등으로 보호한다. 지면으로부터 냉기를 방지하기 위하여 부상자 밑에 적당한 물건을 깔아주되 과다하게 덥게 해서는 안된다.

(5) 의식이 없는 경우에는 구토물, 혈액 및 기타 액체로 인한 기도폐쇄 및 질식을 방지하기 위해 부상자의 머리를 옆으로 돌린다. 경부손상(목의 손상)이 의심되는 환자는 몸과 함께 옆으로 돌려 경부손상을 막아야 한다.

(6) 기도를 유지하고 산소를 공급한다.

(7) 쇼크시 혈액순환을 유지하기 위해 수액을 투여한다.

(8) 맥박, 혈압 등 생체징후를 주기적으로 측정한다.(5분간격)

(9) 출혈시 직접압박에 의한 지혈을 실시하고 골절시에는 부목을 설치한다.

(10)기 타

(가) 환자를 안심시킨다.

(나) 화학작용제 오염지역에서는 옷을 벗기지 않는다.

(다) 더운 날씨에는 환자를 그늘에 둔다. (자연적인 그늘이 없다면 판쵸우등으로 가려준다)

(라) 주변에 도움을 청하고 환자를 후송한다. 환자를 혼자 남겨두고 도움을 구해야 한다면, 의료지원을 요청하러 가지만 곧 돌아온다는 사실을 말한다.

(마) 저체액성 쇼크의 증상을 보이는 환자의 몸(혈액 순환체계)은 더 많은 체액이 필요하므로, 환자의 정맥을 통해 수액요법을 실시함으로써 손실된 체액을 보충한다.(단, 정맥처치는 전시에만 가능하다)

(바) 보조적인 조치를 취할 수 없다면 가능한 한 빨리 환자를 후송한다.

(사) 주의사항 : 척추골절 환자는 반드시 의료요원이 후송해야 한다(잘못된 환자후송으로 신경 마비를 일으킬 수 있다).

나. 과민성 쇼크의 응급처치(군의관의 지시에 따라 실시)

과민 반응을 일으키는 원인을 찾아서 제거하는 것이 가장 중요하다.

(1) 수액 요법(가장 우선적으로 실시)

(2) Epinephrine:1:1,000 Epinephrine을 0.3~0.5cc 피하 또는 근육내 투여

(3) Aminophylline 투여

(4) 항히스타민제 투여

(5) 스테로이드제 투여

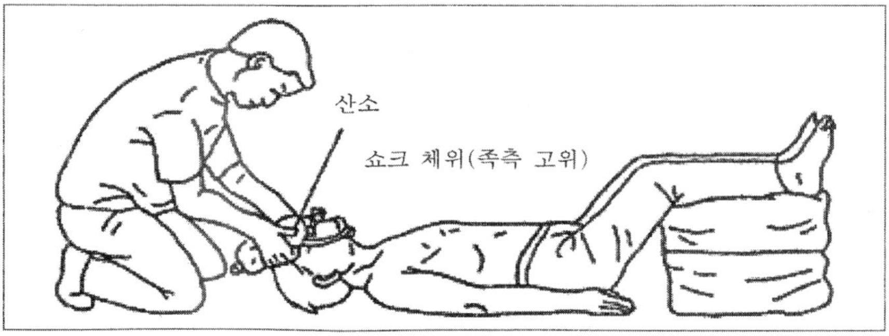

일반적인 쇼크 예방 자세(두부손상과 호흡장애시 주의)

다. 기타 손상부위별 자세

(1) 가슴 부위의 손상

(가) 환자가 앉기를 원할 경우, 등 부위를 나무나 벽 등에 기대어 앉게 한다.

(나) 누워 있기를 원할 경우, 부상당한 쪽으로 돌아 옆으로 누워 있게 한다.

(2) 배 부위의 손상

등부위를 대고 무릎을 굽힌 채로 눕는다.

(3) 머리 손상

(가) 심각한 머리손상의 경우 척추손상을 입은 것으로 가정하여 처치하고, 가벼운 경우는 일어나 앉아도 된다.

(나) 의식을 잃은 환자가 입으로 피를 흘리는 경우에는 체액이 옆으로 흘러나올 수 있도록 옆으로 돌린다.

제4절 상처보호

1. 개 요

환자의 상처가 밖으로 노출되어 있거나 감염시 상처악화 및 이차적인 감염을 방지하고 불구를 예방하기 위하여 소독된 거즈나 붕대를 이용하여 상처보호를 한다. 만일 소독된 것이 없다면 가장 깨끗하다고 생각되는 가용한 재료를 이용 한다.

가. 드레싱의 목적

(1) 상처보호

(2) 이차적인 감염 방지

(3) 분비물 제거

나. 드레싱의 일반수칙

(1) 드레싱 패드는 창상부위보다 큰 것을 사용하여 창상부위를 충분히 덮어야 한다. 만약 상처가 클 경우에는 패드를 여러 장 겹쳐서 사용한다.

(2) 상처에는 반드시 소독과 드레싱을 한 후 붕대를 감고 고정시킨다.

(3) 만약 출혈이 붕대 밖으로 새어 나오면 붕대를 제거하지 말고 그 위에 다른 붕대를 덧대도록 한다. 만약 거즈를 제거할 경우에는 출혈이 더욱 심해질 수 있다.

2. 상처의 종류

가. 베인 상처(절창)

(1) 칼이나 유리조각 등 날카로운 물체에 의해 베어진 깨끗한 상처이다.

(2) 혈관이 상처에서 절단되므로 출혈이 많다.

(3) 사지절창은 인대나 근육 등 심부조직 절단이 동반되는 경우이다.

나. 찢긴 상처(열상)

(1) 둔한 물체에 맞거나 압박되어 혹은 모서리에 부딪쳐서 생기는 상처이다.

(2) 절창보다 출혈은 적으나 조직 손상과 타박상은 심하며, 열상은 세균감염이 잘 되고 염증도 잘 생긴다.

다. 긁힌 상처(찰과상)

(1) 피부나 점막이 심하게 마찰되거나 몹시 긁힘으로써 생긴다.

(2) 출혈은 심하지 않으나 염증을 일으키는 세균에 오염되는 경우가 많다.

라. 멍든 상처(타박상)

(1) 주먹 등에 의한 둔한 충격은 피부 및 모세혈관을 파열시켜 조직으로 혈액이 유출됨으로써 멍이 들며, 이 경우 대부분 피부손상은 없으나 찢어지는 경우는 있다.

(2) 멍이 심할 때는 골절이나 내출혈 같은 심부조직 손상을 의심해야 한다.

마. 찔린 상처(자상)

(1) 손톱, 바늘, 못, 칼 등에 찔린 상처와 같이 입구는 작지만 내부 손상이 깊은 상처를 말한다.

(2) 상처 속으로 더러운 물질과 세균이 유입되기 쉬우므로 염증발생이 잘되며, 특히 치명적인 신경독성을 나타내는 파상풍이 발생할 수 있으므로 즉시 파상풍 예방접종을 실시한다.

바. 총 상

(1) 총알 등이 체내에 박히거나 관통한 상처이다.

(2) 심한 내부 손상과 세균오염을 유발한다.

(3) 상처 입구는 작고 깨끗하지만 출구는 크고 지저분하다.

3. 특수 상처의 응급처치

가. 출혈이 심하지 않은 상처의 처치

응급처치요원의 임무는 2차 감염을 방지하는데 있다.

(1) 상처를 손이나 깨끗하지 못한 헝겊으로 함부로 건드리지 말고 엉키어 뭉친 핏덩어리를 제거하지 말아야 한다.(제거하면 다시 출혈된다.)

(2) 오염된 상처는 깨끗한 물이나 생리식염수로 닦아준다.
(3) 소독된 거즈를 상처에 대고 붕대로 감아준다.
(4) 군의관에게 보인다.

나. 절단의 처치

사지나 사지의 일부(손가락, 발가락)의 완전 또는 불완전 절단이 발생한 경우, 상황에 따라서 현미경 수술로 재접합이 가능하며 환자를 가능한 한 빨리 병원으로 후송하는 것이 가장 중요하다.

(1) 응급처치

(가) 상처부위를 직접 압박하거나 심장부위보다 높이 들어 올려서 지혈 시킨다.
(나) 깨끗하고 단단한 거즈와 붕대로 상처부위 응급처치를 하고, 절단부위는 보존한다.
(다) 쇼크를 예방하고 출혈을 최소화 한다.
(라) 전화로 구조 요청을 할 때 반드시 절단 환자임을 밝힌다.

(2) 절단 부위 보존

(가) 거즈에 식염수를 적셔 절단 부위를 싼 후, 비닐로 싸서 얼음이 들어 있는 용기에 담는다.
(나) 절단된 시간과 환자의 이름을 용기에 기입한다.

(3) 주의사항

(가) 절단부위를 절대 닦지 않는다.
(나) 절단부위에 솜을 직접대지 않는다.
(다) 절단 부위가 얼음에 직접 닿지 않도록 한다.

다. 이물질이 있는 상처의 처치

상처에 있는 작은 유리조각이나 돌 조각 등은 치료 전에 집어내거나 닦아서 제거할 수 있다. 그러나 상처에 박혀있는 이물질을 빼다가 많은 출혈이 발생할 수 있으므로 무리해서 제거하지 말아야 한다.

(1) 이물질의 양쪽을 눌러서 지혈하고, 상처부위를 위로 들어올린다.

(2) 이물질 주변을 거즈로 싸서 세균침입을 최소화하고 이물질을 압박하지 않고 붕대를 감을 수 있도록 이물질 주변을 거즈로 감싼다. 이물질의 높이까지 거즈를 댈 수 없으면 이물질 주변에 붕대를 감는다.

(3) 병원으로 신속하게 후송한다.

라. 멍든 상처(타박상)의 처치

피부 밑의 피하출혈로 혈액이 조직속으로 스며 나와 피부색이 변화된 상처를 말한다. 멍은 수 시간, 수 일, 수 주일에 걸쳐서 천천히 발생한다. 멍은 심부 손상이 있음을 의미하기도 한다.

(1) 부상 부위를 들어 올린 상태에서 편안하게 지지한다. 염좌나 골절 등 심한 손상이 의심되면 병원으로 후송된다.

(2) 멍든 부위를 냉찜질하여 혈류를 감소시키고 부종을 최소화 시킨다.

마. 상처감염(감염창) 처치

신체의 저항력이나 응급처치에도 불구하고 상처 또는 주위 조직에 병균이 번식하고 있는 경우를 말한다.

(1) 증 상

부상 후 48시간 동안 치료가 되고 있다는 증거가 없는 상처는 감염을 의심하여야 하며 다음 증상이 있을 경우에는 감염에 대한 치료를 시작하여야 한다.

(가) 통증

(나) 부종, 발열감

(다) 상처속에 고름이 있거나 고름의 배출

(라) 목, 겨드랑이, 사타구니의 림프선의 부종

(마) 사지의 피부에 림프선을 따라가는 붉은 발적 발생

(바) 감염이 진행되면 발열, 발한, 갈증, 오한이 발생하고 심하면 혼수상태에 빠짐

(2) 응급처치

(가) 상처부위를 소독한다.

(나) 상처 속의 고름을 배액한다.

(다) 감염된 주위 조직을 제거한다.

제5절 손상유형별 응급처치

1. 골격(뼈)손상

가. 뼈의 기능(인체의 뼈 수량:206개)

(1) 몸의 형태를 유지시킨다.

(2) 몸의 운동이나 동작을 가능하게 한다.

(3) 중요한 내부장기를 보호한다.

(4) 적혈구를 만든다.

(5) 칼슘, 인산 그리고 일부 화합물의 저장소 역할을 한다.

나. 손상 용어 정의

(1) 골절

골격의 연속성이 비정상적으로 소실된 상태를 말하며 이러한 손상은 관절면을 포함해서 골 표면의 어디든지 나타날 수 있다.

(2) 환구

관절을 지지하는 인대와 관절낭 등에 균열이 일어나서 양측 골 단면이 비정상적으로 분리된 상태를 말한다.

(3) 염좌

뼈를 지지하는 인대의 일부가 늘어나거나 파열되어 관절에 일시적인 전위를 일으킨 관절손상을 말한다.

다. 골절의 분류

(1) 골절면의 방향에 의한 분류

(가) 횡상 골절(Transverse)

(나) 사상 골절(Oblique)

(다) 나선상 골절(Spiral)

(라) 종상 골절(Longitudinal)

(2) 개방창 동반 여부에 의한 분류

(가) 개방성 골절: 골절된 골단면이 피부를 뚫고 외부에 노출된 것

(나) 폐쇄성 골절: 골절된 부분이 밖으로 나타나지 않는 것

(3) 골절편의 수에 의한 분류

(가) 단순골절: 다른 조직의 손상은 없고 뼈만 부러진 것

(나) 부분골절: 2개 완전한 골절이 동시에 존재하는 경우

(다) 분쇄골절: 골절편이 3개 이상인 경우

라. 골절의 증상 및 징후

골절의 확진을 위해서는 X-ray 촬영이 필수적이지만 응급상황에서 골절의 진단은 환자의 손상 기전 및 증상, 징후를 통해 한다.

(1) 변 형

외형상 정상적인 상태가 아닌 경우이다.

(2) 압 통

골절 부위를 누르면 심한 통증을 호소한다.

(3) 운동제한

손상부위를 움직이기 힘들다.

(4) 부종 및 반상출혈

손상부위가 상당히 부어 있으며 피하출혈도 동반된다.

(5) 노출된 뼈 조각

손상된 피부에서 부러진 뼈가 관찰된다.(개방성 골절)

(6) 골 마찰

골절부위에서 뼈조각이 마찰되는 느낌이 난다.

(7) 가성운동

관절이 아닌 부위에서 굴절, 회전 등이 발생한다.

마. 골절의 응급처치

(1) 일반적인 처치원칙

(가) 호흡 곤란시 원인에 따른 처치를 한다.
(나) 출혈시 즉각적인 지혈을 한다.
(다) 쇼크예방 및 처치를 한다.
(라) 심한 통증이 있을 때는 진통제를 사용한다.
(마) 개방성 골절이 있는 경우에는 응급처치 후 곧바로 후송한다.
(바) 모든 골절 환자는 후송하기 전에 반드시 부목을 대어야 하고 필요하면 견인 장치를 하여야 한다.
(사) 환자 후송시 골절 부위가 절대로 움직이지 않게 한다.

(2) 부목고정

부목에는 판자부목, 쇠줄부목, 진공식부목, 공기부목, 견인부목이 있으며 생활용품을 이용하는 경우도 있다. 즉, 단순히 손상부위의 운동을 제한하는 것이 목적이므로 적절한 의료장비가 없는 상황에서는 주위 각종 물품(신문지, 긴 자, 상자, 책 등)을 이용하여 고정을 한다.

(가) 골절환자에서 부목고정의 장점

(1) 부러진 뼈에 의해 생길 수 있는 근육, 척수, 신경, 혈관의 손상을 방지한다.

(2) 부러진 뼈에 의해 생길 수 있는 피부의 열상을 방지한다. 즉, 폐쇄성 골절이 개방성 골절로 악화되는 것을 방지한다.

(3) 뼈에 의해 혈관이 압박되는 것을 방지한다.

(4) 손상부위에서 과도하게 출혈되는 것을 방지하고 통증을 완화한다.

(나) 부목을 대는 일반적인 원칙

(1) 환자 발견장소에서 부목을 댄다.

(2) 골절부위를 포함하여 근위부와 원위부의 관절을 모두 고정한다.

(3) 신체와 접하는 부목 접착면에는 솜이나 패드 등을 밑에 대고 고정한다.

(4) 과도하게 부목을 묶지 않는다.

(5) 굽힐 수 있는 팔의 골절시 삼각건 법으로 팔을 지지한다.

(6) 골절이 확실하지 않더라도 손상이 의심될 때에는 언제나 부목을 이용하여 고정한다.

(7) 부목을 댄 후에는 골절 원위부에서 맥박 및 감각, 운동기능이 정상적으로 있는가를 확인한다.

바. 골절 부위별 응급처치

(1) 상지골절

(가) 상박부 골절(어깨와 팔꿈치 사이의 골절)

상환골과 요골 신경이 가까우므로 요골신경의 손상이 잘 나타난다.

1) 응급처치

- 환자의 손상된 팔을 삼각건을 이용하여 신체에 매달아 준다.
- 판자가 있으면 이를 이용하여 부목을 대준다.
- 판자부목법을 이용한다.
- 쇠줄부목법을 이용한다.

- 삼각건 또는 탄띠 등으로 팔을 흉부에 고정한다.

(나) 전박(팔꿈치와 손목사이), 손목 및 수골 골절

1) 응급처치

- 판자부목법으로 손목 아래에서부터 팔꿈치까지 판자를 대고 삼각건으로 맨다.
- 접은 신문지나 잡지를 이용하여 부목을 대준다.
- 공기부목을 이용한다.
- 쇠줄부목법을 이용한다.

(다) 팔꿈치 골절

1) 응급처치

팔꿈치 관절을 구부리고 있을 때에는 쇠줄 부목을 90도 각도로 구부려 부목 고정을 한다. 팔꿈치를 구부리지 못할 때에는 무리하게 관절을 구부리려고 하지 말고 어깨관절에서부터 손목까지 상지를 편채로 부목을 대고 고정한다.

(2) 하지골절

(가) 대퇴골 골절

대퇴골은 신체에서 가장 긴 뼈이기 때문에 만일 골절시에는 조직 손상도 심하며 대량 출혈이 있는 경우가 많아 쇼크증상을 보이는 경우가 흔하다. 응급처치 할 때 가능하면 견인부목(대퇴부 견인 부목 등)을 사용하면 주위 조직의 손상을 최소화 하고 통증도 감소시킬 수 있다.

1) 응급처치

- 통증, 쇼크에 대한 처치
- 출혈에 대한 처치

(나) 하퇴골(경골, 비골) 골절 및 족관절 골절

대퇴골 골절시와 증상은 비슷하다.

1) 응급처치

- 자연스런 자세로 부상당한 다리의 발을 지지한다.
- 막대기, 판자를 이용한 판자부목과 쇠줄부목, 공기부목을 이용하여 고정시킨다.

(3) 하악골절

(가) 증 상

1) 음식을 먹기가 곤란하고 말을 하기 어려우며 턱에 심한 통증이 있다.

2) 피가 섞인 침이 흐른다.

(나) 응급처치

1) 환자에게 말을 하지 않도록 지시한다.

2) 상처에 깨끗한 드레싱을 한다.

3) 상악이 부목이 되도록 삼각건이나 붕대로 고정시킨다.

4) 기도에 이물질이 들어가지 않도록 입안을 깨끗이 닦아 준다.

(4) 쇄골골절

(가) 증 상

1) 부상을 당한 쪽으로 머리가 기울어져 있는 경향이 있다.

2) 부당상당 쪽의 어깨가 축 처져 있다.

3) 부상당한 쪽의 팔을 어깨위로 올리지 못한다.

4) 부상당한 쪽의 팔에 통증이 있다.

(나) 응급처치

1) 환자를 의자에 앉게 한다.

2) 환자의 겨드랑이에 패드를 대어주고 부상당한 쪽의 팔을 구부

려 반대편 쇄골에 닿을 정도로 하고 자세를 고정시킨다.

3) 쇄골에 8자로 붕대를 감는다.

2. 두부손상

가. 두부손상의 종류

(1) 두피열상(Scalp Laceration)

안면이나 두피가 찢어져 상처가 나는 것으로, 두피에는 특별히 혈액을 공급받고 있으므로 작은 열상이라도 심각할 정도로 다량의 혈액이 빨리 손상된다. 따라서 직접 압박법에 의한 즉각적인 지혈이 중요하다.

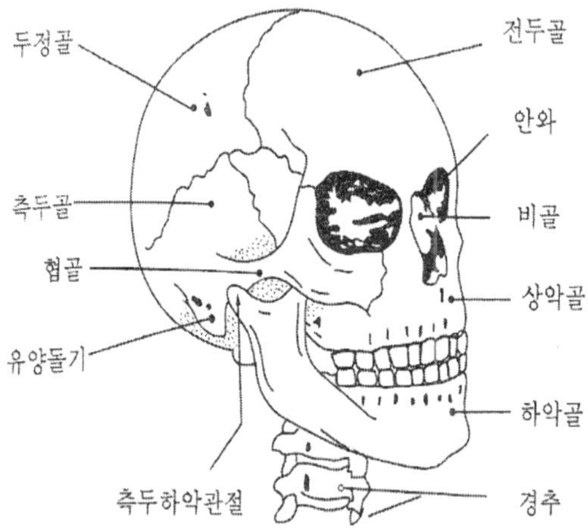

(2) 뇌진탕 (Cerebral Concussion)

외상으로 인한 뇌의 기능이 일시적으로 장애를 받는 것을 말하며 영구적인 손상은 발생하지 않는다.

(3) 뇌좌상(Cerebral Contusion)

뇌의 심한 타박상으로 인해 뇌 조직자체에 손상을 받은 상태를 말하며 조기에 진단하지 못하면 사망하는 수도 있다. 따라서 뇌좌상이 의심되는 경우에는 신경학적인 평가와 치료를 위하여 신속히 병원으로 후송해야 한다.

(4) 두개골 내 출혈

두개골 내 출혈은 출혈이 발생한 부위에 따라 경막외혈종(Epidural Hematoma), 경막하혈종(Subdural Hematoma) 그리고 두개내 혈종(Intracerebral Hematoma)으로 나눌 수 있다. 뇌혈관의 손상으로 혈액이 두개골 내에 고일 수 있는 데, 두 개강은 밀폐된 공간이기 때문에 두 개강내의 압력이 상승하면서 뇌조직에 치명적인 손상을 유발할 수도 있어 매우 위험하다.

(5) 두개골 골절

충격이 작용한 부분을 중심으로 그 충격이 두개골의 파열에 견딜 수 있는 한계를 넘었을 때 발생하며, 대부분은 선으로 골절이 나타나고 충격작용 부위를 중심으로 방사성 방향으로 골절이 생긴다.

나. 증상 및 증후

두개골내의 손상은 특히 눈으로 확인이 불가능하므로 다음과 같은 증상이 있을 때는 두부손상에 준해서 처치한다.

- 두피의 종창, 열창
- 의식 상태의 변화
- 좌우 동공의 크기 변화
- 호흡 및 맥박의 변화
- 경련이나 간질 발작
- 사지 마비
- 구토
- 입, 코, 귀 등으로 혈액 또는 뇌척수액 누출(두개골 기저부 골절)
- 눈 주위나 귀 뒤에서 반상출혈(두개골 기저부 골절)

다. 응급처치

- 머리 및 척추의 움직임을 최소화 한다.
- 환자의 의식 수준을 계속해서 관찰한다.
- 기도유지, 호흡 및 맥박 확인 후 심폐소생술 실시여부를 결정한다.

- 외부출혈을 확인한다. 출혈시 직접 압박을 하며 개방성 창상은 멸균 드레싱을 해준다.
- 두 개 기저부 골절로 인한 출혈 혹은 뇌척수액 누출은 막지 않는다.
- 안정 및 보온을 유지한다.
- 즉시 후송한다.
- 금지사항
  - 몰핀을 사용하지 않는다.
  - 의식 불명시 음식물을 주지 말아야 한다.

3. 척추의 손상

가. 개 요

척추손상을 입은 환자는 척수(신경)에 손상의 동반으로 영원한 사지 마비를 가져올 수도 있다. 따라서 척추 골절이 의심되는 환자는 처치 및 운반시 특별한 주의를 필요로 하며 반드시 부목고정 후에 환자를 이동시킨다.

나. 척추골 손상의 증상과 징후

(1) 증 상

- 동통
- 혼몽, 타진통, 쇠약
- 움직일 때 동통

(2) 징 후

- 변형
- 압통
- 열상 또는 좌상
- 운동마비, 감각마비

다. 척추골절의 종류 및 응급처치

(1) 경추부 골절

(가) 특징

경추골절시 신경손상의 동반으로 치명적인 마비증상뿐 아니라 잘못된 처치는 오히려 영구적인 후유증을 남길 수 있다.

(나) 응급처치

경추골절이 의심되는 환자는 반드시 부목 고정 후에 환자를 이동시켜야 한다.

1) 기도확보: 양수턱 거상법

2) 부목법

- 칼라 부목
- 쇠줄 부목
- 즉제 부목(양측 베개 사용법 등)

(2) 흉추 및 요추 골절

흉추 및 요추 골절 환자에서도 경추 손상과 마찬가지로 신경에 영구적인 손상을 가져올 수 있다. 따라서 처치 및 운반시 필요 없는 동작은 삼가고 부목이나 들것을 이용하여 완전히 고정시킨 후 이동하여 후유증을 최소화 하여야 한다.

(가) 응급처치

- 환자를 반듯한 곳에 눕히고, 절대로 움직이지 않게 한다.
- 환자의 자세 변환시나 이동시에는 4명 이상이 환자를 통나무 운반하듯이(Log roll방법)한다.
- 환자가 의식이 없다면 호흡을 관찰하고 기도를 유지해야 한다.
- 쇼크가 있다면 쇼크에 대한 치료를 한다.

4. 골반 손상

가. 골반 손상의 특성

골반은 방광, 생식기, 직장 등의 장기를 포함하고 있을 뿐 아니라 대퇴동맥 등 중요혈관과 신경을 포함하고 있다. 따라서 골반 손상시 골반 뼈의 골절이나 골반대 장기에 손상을 의미한다. 골반은 세숫대야 형태를 이루고 있어서 상기의 장기 이외에는 거의 빈공간으로 이루어져 있으므로 손상시 2,000cc이상의 심한 출혈을 유발시킬 수 있으므로 적절한 처치가 없으면 쇼크로 사망할 수도 있다.

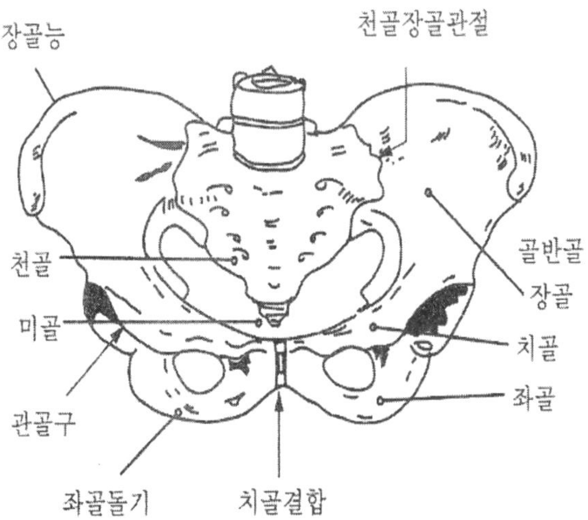

나. 응급 처치

1) 안정을 취한다.
2) 적절한 처치 없이는 절대로 움직여서는 안된다. 가능하면 환자를 평평한 상태로 눕히며 그런 자세를 취할 수 없으면 환자가 가장 편한 자세를 취한다.
3) 외부출혈시 지혈한다.
4) 장기가 나온 경우에는 멸균된 거즈로 드레싱 해준다.
5) 쇼크 발생을 예방하기 위해 수액 요법을 실시한다.
6) 후송한다.

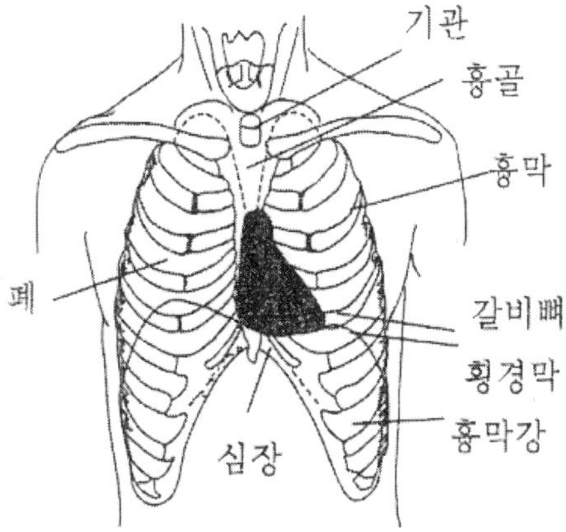

5. 흉부손상

가. 흉부손상의 증상 및 징후

- 손상 부위의 심한 통증
- 호흡곤란
- 청색증
- 각혈
- 빠르고 약한 맥박

나. 각각의 흉부 손상 및 응급처치

(1) 늑골골절

(가) 개 요

늑골골절은 아주 흔히 볼 수 있으며 보통 직접적인 타격이나 압박에 의한다. 가장 흔한 증상은 동통인데, 특히 호흡시, 기침할 때 심하다. 또 늑골부위에 압통이 있고 흉골부위를 압박하여도 골절부위에 통증이 생긴다.

(나) 늑골골절의 분류 및 응급처치

① 단순 늑골골절 : 보통 외부고정이나 부목을 필요로 하지 않는다. 들것으로 편안한 자세로 병원으로 신속히 후송하면 된다.

② 다발성 늑골골절 : 늑골골절 환자는 골절자체보다 심한 통증

으로 인해서 호흡곤란을 호소하게 된다. 따라서 통증만 감소시켜 주어도 호흡이 훨씬 수월하다.

※응급처치

ㅁ붕대 혹은 삼각건법: 골절부위를 중심으로 압박 붕대를 착용하면 통증을 감소시켜 호흡을 하는데 도움이 된다.

ㅁ반창고 사용법: 골절 부위를 중심으로 넓게 면반창고를 붙여주면 골절된 늑골을 고정시켜 주게 되어 호흡을 원활하게 할 수 있게 된다. 이 방법은 붕대를 사용하는 것보다 간편하고 효과적이다.

(2) 관통상

흉부 관통상은 경미한 것부터 치명적인 것까지 다양하며 총상과 자상이 관통상 주요 원인이다. 심한 관통상에서는 흉강이 개방되어 외부 공기가 유입되어 폐의 정상 기능이 불가능해진다. 또한 총탄 등이 흉강내 폐나 심장 등의 구조물에 치명적인 손상을 일으킬 수도 있다.

(가) 흉부 관통상의 응급처치

흡입성 흉부 손상의 처치는 개방창을 통해 공기가 유입되지 않도록 즉시 개방창을 막는 것이다. 가능하면 비닐 또는 알루미늄 호일 등으로 개방창을 싸고 한쪽 면만을 남겨 놓고 다른 부분은 공기가 통하지 않도록 반창고 등으로 밀폐한다. 이 방법으로 흡기중 공기 유입과 호기중 공기 유출을 방지할 수 있다. 비닐이나 알루미늄 호일 등이 없으면 거즈로 개방창을 막거나 손바닥으로 막을 수도 있다.

(나) 흡입성 흉부창상

개방성 흉부창상은 흡입성 흉부창상으로 진행될 수 있다. 흡기시에는 대기중의 공기가 창상부위를 통하여 흉기내로 빨려 들어가는 것을 흡입성 흉부창상이라고 한다.

(다) 혈 흉

혈흉이란 흉간에로 혈액이 유입되어 축적된 것이다.

(라) 긴장성 기흉

외상이나 폐조직의 자연적인 파열로 인하여 융간에 축적되는 공기가 계속 증가하여 주위의 장기를 압박함으로써 호흡곤란이 심해지는 경우이다.

(3) 압박손상

때때로 담벽 붕괴 같은 무거운 물체가 흉부를 갑자기 압박할 때 흉강내 압의 급격한 상승으로 유발한다. 적극적인 호흡의 지지와 즉각적인 병원으로의 후송이 필요하다.

6. 복부손상

가. 복부손상의 분류

(1) 폐쇄성 손상(복부 둔상)

평시에는 자동차 핸들이나, 축구 태클시 복부에 심한 충격을 받은 경우 발생할 수 있으며, 전시에 백병전을 할 경우 개머리판과 같은 둔탁한 물체나 물속에서 폭탄 등의 폭발로도 풍격파가 복부에 전달된 경우에 발생할 수도 있을 것이다.

(2) 개방성 손상(복부 관통상)

이물질이 복부에 들어가서 복막으로 쌓인 복강이 외부와 관통이 있는 것을 말하며 경우에 따라서는 복부 장기가 복벽 밖으로 밀려나오기도 한다.

나. 복부 손상의 증상과 징후

(1) 증 상

- 복부 동통
- 내출혈 또는 외출혈

- 오심, 구토
- 허약감
- 갈증
- 복부 압통 및 팽만감
- 복부 장기가 밖으로 밀려나옴

(2) 징 후

- 피하 출혈
- 열상, 자상
- 국소적 또는 전체적 복부 압통
- 복부 팽만
- 복부장기의 노출
- 쇼크

다. 응급처치

(1) 폐쇄성 복부 손상

심한 복강내 출혈이나 복벽 자극과 장기의 파열로 염증을 유발할 수 있다.

(가) 안정

(나) 편안한 자세유지: 환자의 무릎을 굽히면 복부 근육을 이완시켜 통증을 다소 감소시킬 수 있다. 이때 베개나 담요 등을 무릎 밑에 받쳐준다.

(다) 쇼크예방 및 치료: 심한 복부 손상 환자에게 쇼크는 흔히 발생한다. 따라서 산소를 공급해주고 쇼크에 대비하여 수액요법을 실시한다.

(2) 개방성 복부 손상

(가) 환자를 똑바로 눕힌다.(앙와위)

(나) 노출된 장기를 밀어 넣어서는 안된다.

(다) 상처 주의의 옷을 제거한다.

(라) 멸균된 거즈로 노출된 장기뿐만 아니라 주위까지 충분히 덮힐 수 있도록 두껍게 드레싱 해준다.

(마) 노출된 장기가 마르지 않도록 거즈에 따뜻한 식염수를 공급한다.

(바) 보온해준다.

(사) 병원으로 즉시 후송한다.

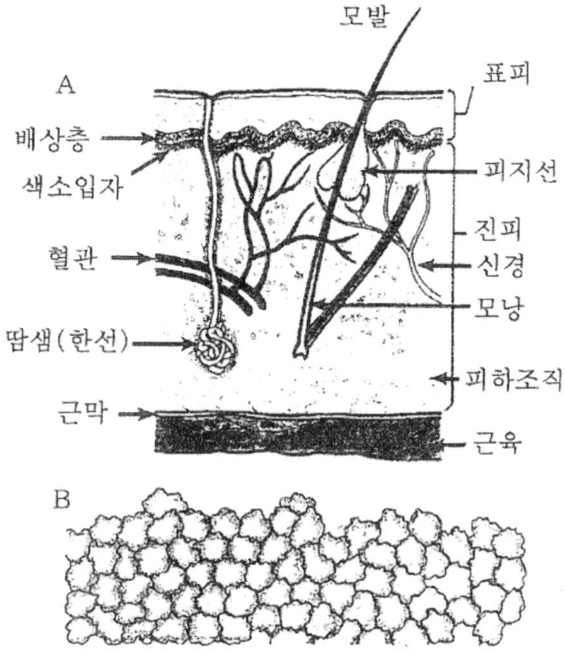

7. 화 상

피부는 표피, 진피, 피하조직의 3층으로 구성된다. 표피는 피부의 가장 바깥층으로서 피부표면의 세포가 단단히 결합하여 방수막을 형성하나 진피에는 피지선, 땀샘, 모낭, 혈관과 신경말단이 분포하고 있다. 피하조직은 지방세포로 구성 된다.

가. 화상의 분류

(1) 원인에 따른 분류

종 류	원 인
열화상	• 화염 혹은 섬광화상:가장 흔한 원인 • 열탕화상:끓는 물에 접촉시 발생
전기화상	• 번개 및 고압전선과의 접촉시
화학화상	• 강산, 강알카리에 접촉시
방사선화상	• 알파, 베타, 감마 방사선 노출시
흡입손상	• 화상과 연관되어 폐쇄된 공간에서 발생: 기도 열화상, 독성 흡입, 일산화탄소 중독

(2) 심도에 따른 분류

구분	1도화상(A)	2도화상(B)	3도화상(C)	4도화상
깊이	표피층	표피 + 진피증	피부전층	피부전층 + 근육, 신경, 뼈
원인	일광, 섬광, 끓는 물	화학물질, 섬광, 끓는 물, 뜨거운 기름	뜨거운 물에 빠짐, 화염, 화학물질, 뜨거운 기름	전기화상, 화염화상
병변색깔	홍반	좀더 짙은 홍반	열탕 - 회색 또는 갈색 화염 - 흑색	3도와 동일
수포	없음	있음, 터지면 물이 흐름	없음, 피부가 가죽처럼 탈수되어 있음	없음
화상면	정상 피부면과 동일	흔히 정상 피부 면보다 높은	흔히 정상 피부면보다 낮음	
감각	심한 동통	동통	무통	무통
치유과정	상피화에 의해 1주내 치유	상피화에 의해 2~4주내 치유	자연치유되지 못함	자연치유되지 못함

(3) 경중에 따른 분류

(가) 경상화상

- 1도 화상
- 신체 15%이하의 2도 화상
- 신체 2%이하의 3도 화상

(나) 중증도 화상

- 신체 15~30%의 2도 화상
- 신체 2~10%의 3도 화상

(다) 중증화상

- 신체 30%이상의 2도 화상
- 신체 10%이상의 3도 화상
- 호흡기계 또는 주요 연부조직의 화상, 골절과 동반된 화상
- 전기화상, 안면부, 수부 등의 3도 화상

(4) 심각한 화상

- 신체 25% 이상의 2도 화상 및 신체 10% 이상의 3도 화상
- 흡입화상: 기관지 등 호흡기계의 화상이 동반되는 경우
- 관절부위, 안면부(귀, 코 등), 손, 발, 회음부 등의 화상
- 노인이나 영·소아의 화상
- 기존에 만성적 질환을 갖고 있던 환자의 화상(당뇨, 고혈압 등)
- 골절을 동반한 화상

나. 화상의 범위

몸 전체 면적당 몇 % 인지로 나타낸다.

다. 응급처치

화상은 쇼크와 감염의 예방이 가장 중요하다.

(1) 응급처치의 목표

- 통증 감소
- 감염예방
- 쇼크방지

(2) 응급처치 방법

- 환자의 옷을 전부 벗기고 반지, 팔지 등을 뺀다.
- 사고병력, 심장호흡계의 상태, 화상정도, 동반손상 유무, 탈수정도 등을 살핀다.
- 환자를 안정시키고 필요시 진정제, 진통제를 주사한다.
- 화상부위를 냉각시킨다. 냉수는 진통효과뿐 아니라 화상을 입은지 10분 이내라면 그 이상의 열로 인한 조직손상이 진행되지 못하도록 막아준다.
- 장마비 증상의 해소시까지 비위관(Nasogastric tube)을 꽂아둔다.
- 파상풍 예방 접종을 한다.
- 항생제를 사용한다.
- 화상연고를 도포한다.
- 중증의 심각한 화상
  - 멸균된 마른 거즈로 드레싱 한다.
  - 신체 15% 이상의 화상 시 수액요법이 필요하다.
  - 수포는 함부로 터뜨리지 말고 소독 후 드레싱을 해준다. 수포의 응급처치 요령은 다음과 같다.
    ① 2cm 이하: 소독과 드레싱을 한 후 관찰한다.
    ② 2cm 이상: 주사바늘로 흡입술을 시행하여 액체만 제거한다.
    ③ 수포가 터졌을 경우: 표피를 그냥 둔 상태에서 소독과 드레싱을 한다.
  - 피부이식: 3도 화상 이상인 경우이다.
  - 필요시 소생술 및 쇼크처리를 시행한다.

(3) 화상의 합병증

- 패혈증
- 쇼크
- 폐렴
- 혈관염
- 위궤양(Curling ulcer):화상 1주이후 발생

(4) 주의사항

- 군의관의 지시 없이는 손상 부위에 로션, 연고, 기름등을 바르지 않는다.
- 아주 경미한 화상을 제외하고는 모두 의료진의 처치를 받는다.

(5) 특수한 상황에서의 화상처치

(가) 전기 화상

1) 증상 : 대부분의 전기화상은 전류가 인체 조직속을 지나가면서 발생하는 열에 의해서 유발되며 입구와 출구가 존재하고 입구는 주로 손, 출구는 발인 경우가 많고 주로 3도 화상을 일으킨다.

- 혼미한 행동
- 호흡곤란
- 약하고 불규칙한 맥박
- 의식불명

2) 응급처치

- 전원을 제거한다, 전원을 제거하지 못한 상태에서 환자를 구출하려고 시도하다가 구조자마저 감전되는 경우가 있으므로 전기공급을 완전히 차단했는지를 확인한 후 환자에게 접근한다.
- 환자가의식이 없고 호흡 및 맥박이 정지되었을 경우 즉시 심폐소생술을 실시한다.
- 화상치료를 한다.
- 심전도 모니터로 심장의 부정맥 여부를 감시한다.

- 수액요법을 한다.
- 동반된 손상을 확인한 후 응급처치한다.
- 즉시 후송 조치한다.

(나) 화학화상

1) 원인: 강산, 강 알칼리, 그 외 화학약품

2) 응급처치

- 화학물질의 제거: 피부에 손상을 입히는 화학약품을 가능한 한 빨리 제거한다.
- 액체 화학약품인 경우 가능한 한 많은 양의 물을 붓도록 하고, 건조 화학약품인 경우 먼저 깨끗하고 마른 천을 사용하여 약품 입자를 닦아낸 후(이때 입자가 몸에 박히지 않도록 주의) 많은 양의 물이나 비가연성 액체로 상처부위를 세척한다.
- 강산일 경우 흐르는 찬물로 최소한 5분이상, 강알칼리일 경우 흐르는 물로 20분 이상 씻어낸다.
- 환자를 물로 씻어낸 후 옷을 제거한다. 단 상처에 들어붙은 옷은 그대로 둔다.
- 화학작용제 오염지역에 있을 경우

ㅁ상처를 노출시키기 않고 환자의 옷 위에 드레싱을 댄다.

ㅁ물집이 형성된 경우 함부로 터뜨리지 않는다.

ㅁ이 때 구조자 및 치료자도 화학물질에 묻지 않도록 주의한다.

(다) 흡입화상

1)진 단

- 두경부의 화상
- 구강내의 화상
- 코털이 탄 경우
- 가래에 연소 물질
- 인후부 점막의 염증변화

2)증 상

- 일산화탄소 중독으로 인한 증상, 두통, 시야흐림, 홍조띤 얼굴, 보행 이상, 성격 변화, 의식소실
- 후두경련, 후두부종
- 폐부종, 폐허탈, 폐출혈, 폐렴

3)응급처치

- 100%산소 또는 고압탱크: 일산화탄소 중독 증상 해소
- 기도확보: 상기도 폐쇄증상시 신속히 기관내 삽관 시행

8. 고온 손상

가. 열손상(Heat Injury)

우리몸은 스스로의 열을 발산함으로써 체온을 조절하는 기능이 있다. 만일 땀에 의해 손실된 수분과 소금이 적절히 보충되지 않는다면 열에 의한 손상이 발생할 수 있으며 열 손상은 매우 고통스러우며 치명적이다.

(1) 열경련(Heat Cramps)

(가) 원 인

30℃ 이상의 고온환경에서 발한이 심한 경우 수분만을 보충하여 생기는 염분부족으로 발생하는 것 같으나, 잘 훈련된 운동선수에서도 근육경련이 오는 것을 보면 단순한 염분 결핍보다는 훨씬 복잡한 원인이 작용한다.

(나) 증 상

열경련은 보통 고온 다습한 환경에서 작업시 가장 많이 사용하는 근육에 1~3분간 지속되는 반복적인 격렬한 유통성 경련이 오는 것이 특징이다. 주로 팔과 다리의 굴근의 경련이 심하다. 과도한 활동을 할 경우 자주 일어나며 특히 격렬한 활동을 할 때 갑자기 발생한다. 열경련의 증상은 다음과 같다.

① 팔다리를 움켜잡거나 주무른다.

② 복부경련으로 인한 고통을 줄이기 위해 몸을 구부린다.
③ 피부가 땀으로 젖고 갈증이 심하다.
④ 환자는 약간의 저혈압과 오심증상을 보인다. 의식은 명료한 상태이며 맥박은 일반적으로 빠르고 피부는 창백하며 체온은 정상이다. 경련을 치료하지 않으면 열피로로 진행된다.

(다) 응급처치.

① 환자를 시원하고 그늘진 장소로 옮겨 쉬게 하여, 생리 식염수를 주사하거나 마시게 한다.
② 환자의 목, 허리, 군화끈 등을 풀어 헐겁게 한다. 화학작용제 오염 지역에서는 환자의 옷을 풀어주지 않는다.
③ 저농도의 소금물(물 1수통 + 소금 2 티스푼)이나 물을 1:1로 희석시킨 이온음료를 천천히 섭취토록 한다.
④ 경련 부위를 가볍게 마사지 해준다. 경련이 계속되면 의료요청을 하거나 환자를 후송한다.
⑤ 작업에 복귀하기 전에 1~3일 동안은 적절한 염분 첨가식을 섭취하여 휴식을 취하는 것이 필요하다.

(2) 열탈진(일사병, 열피로:Heat Exhaustion)

(가) 원 인

고온환경에서 염분과 수분의 적절한 보충이 없이 오랫동안 격렬한 육체노동을 하게 되면, 발한에 의한 탈수와 피부혈관의 확장으로 심장으로 되돌아오는 혈액량 감소에 의해 생기는 순환부전과 저혈압이 주원인이다. 고온 작업장에서 중노동에 종사하는 사람에게 많이 발생한다. 열손상 중 가장 많이 발생한다.(예: 행군시). 이때 적절한 처치를 하지 않으면 더 심각한 고온손상인 열사병으로 진행된다.

(나) 증 상

열실신 · 열경련 증상을 동반할 수도 있고, 전구증상을 호소하다가 점차 의식이 흐려지고 완전히 허탈상태에 빠져 의식이 소실된다.

- 전구증상
  - 격심한 구갈, 허약, 구기, 피로, 두통, 현기증 및 귀울림

- 일반적인 증상
  - 과도한 땀, 창백하고 차가운 피부, 무기력 또는 의욕상실, 식욕상실

- 그 밖의 증상
  - 열경련, 정신적인 혼란, 한기(닭살), 가쁜 호흡, 급한 배설, 손발 저림, 메스꺼움

(다) 응급처치(주의사항은 열경련과 동일)

- 시원하고 그늘진 곳으로 옮겨 쉬게 한다.(최소한 24시간 동안의 휴식이 권장된다)
- 등을 대고 눕히고 다리를 들어올려 준다.(쇼크시의 자세)
- 목, 허리의 옷을 풀어주고 전투화끈을 헐겁게 한다.
- 환자의 의식이 돌아오면 1리터의 시원한 물에 2~3티스푼 정도의 소금을 섞어주거나 물에1:1로 희석시킨 이온음료를 준다.
- 정맥주사가 가능하면 생리식염수를 투여한다.

(3) 열사병(Heat Stroke)

열사병은 즉시 체온하강을 하지 않으면 치명적일 수 있는 응급상황이다.

(가) 원 인

고온다습한 환경에서 격심한 육체노동를 할 때 생기는 중추성 체온조절 기능장애로서 땀의 증발에 의한 체온발산이 장애를 받아 체내의 열이 추적되고 뇌막혈관의 충혈과 뇌의 온도가 위험한 수준까지 상승하여 생긴다. 고온에서 격심한 작업을 하는자, 특히 고령자, 만성쇠약자, 약물복용자 등에서 유발한다.

(나) 증 상

전구증상으로 두통, 현기증, 귀울림 등을 호소하고 졸음이 온다. 그 후에 체온이 41~43℃까지 상승하고 급작스럽게 섬망 및 의식 소실에 빠지게 된다. 혈액소견은 정상이나 나중에는 산혈증이 생기며 피부는 땀이 나지 않아 건조할 때가 많다.

※ 일반적인 증상

- 뜨겁고 붉으며 건조한 피부
- 메스꺼움이나 복부 통증
- 약하고 빠른 맥박과 호흡
- 두통
- 현기증
- 정신적 혼란
- 발작

(다) 응급처치

① 시원하고 그늘진 장소 또는 임시로 만든 그늘로 옮긴다.

② 겉옷을 느슨히 하거나 벗긴다.

③ 체온을 급강하시키기 위해서는 얼음물이나 차가운 물에 환자의 몸을 담그거나 뿌려주어 체온을 39℃까지 낮춰준다. 이 같은 조치가 불가능한 경우 찬물로 닦으면서 선풍기를 사용하여 강제증발을 시켜야 한다.

④ 등을 바닥에 대고 눕힌 후 다리를 높여준다.

⑤ 울열방지와 체열이동을 돕기 위하여 팔다리를 격렬히 마찰시키는 마사지를 한다.(마사지는 혈액순환을 돕고, 열손실을 증가시킴)

※ 화학작용제 오염지역에서는 의복을 풀거나 벗기지 말고, 절대로 물을 뿌리거나 마시게 하지 않는다.

⑥ 후송이 늦어질 경우 정맥주사 요법을 실시한다.

⑦ 호흡을 확인하고 필요한 경우 구강 대 구강호흡을 실시한다.

⑧ 가능한 한 빨리 후송하고, 수송하는 동안 계속해서 환자를 관찰한다.

(라) 예 후

치료를 하지 않으면 100%사망하며, 체온이 43℃이상일 때는 치료를 해도 치명률이 80%, 43℃이하에서는 43% 정도의 치명률을 보인다. 혼수가 계속되면 예후가 불량하며, 중추신경계의 손상이 있을 때는 치료의 효과를 거두기 힘들다.

(4) 열실신(Heat Syncope)

(가) 원 인

혈액이 말초부위 특히, 하지에 저류되어 일시적으로 대뇌허혈이 옴으로써 발생하게 되는 경우를 말한다. 이 증상은 고온 순화가 안된 사람이 잘 오는데, 육체노동을 하지 않더라도 갑작스럽게 올 수 있다.

(나) 증 상

의식 소실 전에 맥박수가 현저히 증가하지만 체온은 상승하지 않는다. 주로 고온에서 오랫동안 서있어야 하는 사람에게서 문제가 된다. 피부는 차고 습하며 맥박은 약하다.

(다) 응급처치

치료는 휴식, 냉각 및 입을 통한 수액 보충이 필요하고, 열실신 발생 이전의 신체 질환을 찾아내어 치료하는 것이 필요하다.

(5) 피부장애:땀띠(Pricky Heat, Miliaria)

(가) 원 인

한선관이 막혀서 저류된 땀이 주위 조직으로 빠져 나오는 현상으로 염증반응은 자극 물질과 감염에 의해 생긴다.

(나) 증 상

피부에 적고 붉은 발진과 수포성 발진이 생기고 매우 자극적이고 따가운 느낌이 있다. 한선이 막힌 부위가 피부내에서 깊을수록 질환이 심해지고 발진, 피부탈락, 반점 등 다양해진다. 땀샘이 손상을 입어 발한에 의한 체열 방출효과가 줄어듬으로 고온에 견디는 능력을 떨어뜨린다.

(다) 응급처치 및 예방

시원한 환경에서 피부는 건조하게 유지하는 것이 예방에 좋으며, 치료는 로션(Dry Lotion)과 파우더(Talcum Powder) 도포가 좋다.

9. 한랭 손상

가. 동 상

(1) 정 의

영하의 기온에 신체가 노출되어 조직이 동결되는 것으로 조직괴사와 함께 혈관손상이 동반되므로 동상부위를 절단해야 할 수도 있다. 가장 잘 생기는 부위는 코, 볼, 귀, 손가락 및 발가락이다. 피부의 동결온도는 -1℃ 부근이며 풍속이 증가되면 체온손실이 커지고 동상이 보다 빨리 생기게 된다.

(2) 분 류

(가) 1도 동상

물집이 생기거나 피부의 벗겨짐이 없는 결빙이다.

- 피부표면에 있는 물의 동결을 포함
- 발적(Hyperemia)
- 종창(Edema) 이 동반될 수 있음
- 따갑고 가려운 감각
- 동결시간이 2~3초 정도로서 몇 시간후에 구반 손실
- 보통 재가온 후 더 이상의 손상은 발생하지 않음
- 반복적인상해는 피부를 건조시킬 수 있으며 갈라지게 함

(나) 2도 동상

물집이 생기거나 피부가 벗겨지는 결빙, 수포를 동반한 염증

(다) 3도 동상

- 심부조직(피부전층)의 동결, 궤양
- 조직의 괴사 및 괴저
- 피부감각이 없고 동통

(라) 4도 동상

근육 및 뼈까지 침범

(3) 증 상

- 피부색이 백색 또는 회황색으로 변하고 점차 적자색, 마지막에는 조직이 괴사되어 검정색으로 변한다.
- 초기에 통증이 느껴지다가 소멸된다.
- 물집이 생길 수 있다.
- 동상 부위가 차갑고 무감각하다.

(4) 응급처치

① 더 이상 노출을 막는다.

② 젖거나 조이는 옷을 제거한다.

③ 건조하고 소독된 거즈로 손상부위를 덮어주고 느슨하게 붕대를 감는다.

④ 환자상태를 평가하여 저 체온증의 증세나 징후가 있는지 관찰한다.

⑤ 손상부위와 환자 본인 혹은 동료의 비손상부위를 직접 맞대는 방법으로 점차적으로 재가온한다.

- 점차적 재가온(Slow Warming) : 동결 부위를 10~15℃ 물에 담근 후 매 5분마다 5℃씩 최대 40℃까지 높여준다.
- 급속한 재가온(Rapid Warming) : 동상 부위의 확산을 줄이는데 가장 효과적인 방법이다.

☞ 방 법

- 동상부위를 40~44℃ 물에 20~30분간 담근다.
- 피부가 핑크색으로 돌아오면 중단한다. 42℃이상의 물에서는 오히려 화상을 입힐 수 있기 때문에 주의하여야 한다.

⑥ 의학적 치료를 위해 후송한다(발에 손상을 입은 경우 들것으로 후송).

⑦ 후송중 환자가 다시 동결되는 것을 방지

⑧ 주의사항

- 만약 후송도중에 재동결될 가능성이 있으면 재가온하지 않는다.
- 의학적 치료를 위해 환자가 도보로 이동해야 한다면 동상 입은 발은 재가온하지 않는다.
- 동상부위에 화염을 직접 접촉하여 재가온 하지 않는다.
- 일단 동상에 걸린 뒤에는 얼음이나, 눈 혹은 손으로의 마찰은 절대 금물이다. 피부 손상으로 인한 2차감염이 우려되기 때문이다.
- 손상된 부위가 외부의 물리적 자극을 받지 않도록 한다.

☞ 손상받은 조직은 문지르면 세포내의 결빙된 날카로운 얼음결정으로 인하여 주위의 세포에 더 많은 손상을 초래한다.

☞ 동상으로 손상된 발로 서 있거나 걷는 것을 금지하는 것도 주위세포 손상방지를 위한 것이며, 항상 부드럽게 손상부위를 보호해야 한다.

(5) 예 방

동상에 대한 최상의 치료는 예방이다.

- 물, 눈, 흙탕물을 피한다.
- 발을 수시로 움직이고 마사지하여 혈액순환이 잘 되도록 한다.
- 여유 있는 크기의 장갑과 군화를 착용한다.
- 발을 자주 씻고 잘 말려준다.
- 양말을 자주 갈아 신어서 습해지지 않도록 한다.
- 휴식을 취하고 더운 음식을 자주 섭취한다.

나. 비동결 한랭손상

(1) 정의 및 증상

0℃이상 13℃이하의 차고 습한 곳에서 노출된 사지가 따뜻함과 건조함을 유지할 수 없을 때 발생하는 것이 비동결 한랭손상이다.

(가) 동창(Chilblain)

비록 통증은 있으나 임무 수행에는 장애를 초래하지 않는 비동결 한랭 손상이다. 추위에 피부가 노출되고 나서 단지 몇 시간만에 발생할 수도 있다.

- 초기 증상은 피부에 발적과 종창이 있으며 따갑고 가려울 수도 있다.
- 바늘로 찌르는 듯한 통증과 무감각으로 악화될 수 있다.

(나) 참호족(Trench Foot)

발의 피부가 습하고 추운 환경에 상당한 기간 노출될 때 발생하는 매우 심각한 비동결 한랭손상이다. 추위와 습기가 복합되어 피부를 약화시키고 흔히 조직손실과 감염을 일으킨다. 치료하지 않을 경우 결국 절단이 필요하게 된다.

- 초기 증상은 가렵거나 무감각, 저린 통증이다.
- 진행되면 발은 부어 보이며 피부는 약간 발적되고, 파란빛을 띠거나 검은색이 된다.
- 일반적으로 참호족은 신발 속의 물높이에 발생
- 적색 또는 청색의 부스럼이 피부에 나타나고 때때로 물이 스며나오거나 출혈을 동반하기도 한다.

(다) 침수족(Immersion Foot)

발생시간이 참호족에 비해 길지만 임상증상과 증후는 동일하다. 참호족이나 침수족 모두 회복 후 오랫동안 남는 증상은 감각 과민과 추위에 대한 예민도 증가이다.

(2) 응급처치

- 더 이상 노출을 막는다.
- 젖고 조이는 옷(신발 및 장갑 포함)을 제거한다.
- 조심해서 상처를 씻고 말린다.
- 따뜻한 옷 위에 놓고 덮어서 따뜻하게 해 준다.(통증과 수포가 발생할 수 있음)
- 수포는 터뜨리지 말고 로션이나 크림을 바르지 말며 문지르거나 극단적인 열에 노출시키지 않는다.
- 환자는 상처 있는 발로 걸어서는 안 된다.
- 의학적인 치료를 위해 후송한다.

다. 저체온증(Hypothermia)

추운곳에서 발견된 의식불명의 환자는 사망으로 성급한 결론을 내릴 수 있으므로 주의하고 일단 저체온증을 의심해야 한다.

(1) 정 의

신체의 보온기능이 파괴되어 중심 체온이 35℃ 이하로 떨어진 상태이며, 체온을 조절하고 열을 생산하는 능력이 소실된 경우를 저체온증이라 한다. 체온이 32~35℃를 경증, 28~32℃를 중등도, 28℃미만을 중증 저체온증으로 분류한다.

(2) 증 상

(가) 일반적인 증상

- 온 몸을 떪(시간이 지나면 없어짐, 심한 떨림은 위험신호)
- 사지의 통증(한냉폭로의 첫 경고증상)이 나타남
- 심박동이 불규칙하고 느리며, 맥박은 약해지고 혈압이 저하 됨
- 언어이상, 기억상실, 근육운동 무력화
- 호흡의 감소
- 저림 현상이 나타남

(나) 저체온증의 단계별 증상

구분 (저체온 정도)	경 증		중 등 도	중 증	
중심 체온	32℃ 이상	32℃이하	29℃	27℃	25℃이하
증상	전율, 발을 구름	조절력 상실	축 늘어짐	혼수	외형상 사망
심폐기능			서맥	맥박이 약함, 부정맥	심실세동, 심정지
의식상태	경미한 지각장애	흥분상태	혼미	반 혼수	혼 수

(3) 응급처치

(가) 더 이상 추위에 노출을 중지한다.

(나) 젖은 옷을 제거한다.

(다) 가온을 시행한다. 특히 심장부위를 따뜻이 한다.

1) 수동적 기온(열을 가하지 않음): 마른담요 등으로 감싸고, 특히 땅과 환자 사이를 두껍게 한다.

2) 경증 저체온증의 응급처치(수동적 가온):따뜻한 곳에 있도록 한다.

3) 적극적 가온(중등도 및 중증 저체온증에 사용):열을 가하는 것으로 숙련된 사람들에 의해 시행되어야 한다.

가) 외부가온 : 단독으로 쓰면 안된다. 갑작스러운 혈관확장으로 인해 피부와 사지로부터 칼륨이 함유된 산성의 차가운 피가 체심부로 유입되어 심장 조율 이상 및 가온 후 쇼크증상에 빠질 수 있다. 따라서 내부가온과 병행에서 시행한다. 어쩔 수 없는 상황에서 시행시 최대한 몸통에 국한하게 가온함으로써 가온 후 쇼크를 예방하여야 한다.

① 따뜻한 패드와 물병: 사타구니, 목, 겨드랑이, 심장부위에 부착, 약 40℃에서 가온한다.

② 작은 히터(몸통에 국한): 가열된 돌 및 물병 등을 몸에 부착하여 가온시 환자는 온도감각이 저하 되어 있으므로 화상에 주

의해야 한다.

나) 내부가온: 야전에서가용한 내부가온 방법은 매우 적다.

① 따뜻한 5%포도당 수액(약 40~42℃)을 준다.

② 얼굴마스크를 통해 따뜻한 공기를 기도내에 주입한다.

4) 꼭 필요하다면 심폐소생술을 시행한다: 심박동이 분당 2~3회, 호흡수가 분당 2회 정도일 때 심폐소생술을 시행하면 치명적인 부정맥을 발생시킬 수 있다. 비록 박동은 느리더라도 1회 박동시 완전히 심실이 채워지고 효과적으로 혈액공급이 이루어지고 있다는 것을 이해하는 것이 중요하다.

가) 경동맥을 점검한다. 최소 1분 이상 충분히, 약간의 느린 맥박이 느껴지는지 확인한다.

나) 맥박은 있지만 호흡이 없거나 느리다면 구조호흡을 시행하면서 동시에 가온한다.

다) 심정지가 확실하다면 즉각 심폐소생술을 시행한다. 그러나 일단 심폐소생술을 시작했다면 환자가 병원으로 후송 될 때까지(정상 심박동을 회복하거나 심부체온이 최소 30~32℃정도로 재가온 될 때까지) 심폐소생술을 지속해야 한다. 저체온증 환자에게 심폐소생술을 시행할 때는 정상속도의 반(흉부압박 분당 40~50회, 인공호흡 분당 8회)으로 하는 것이 요구된다.

5) 의식이 있는 경우 따뜻한 음식과 수준을 공급한다.

6) 치료와 후송시 최대한 주의해서 부드럽게 다룬다. 또한 기립성 저혈압을 방지하기 위해 수평자세를 유지하도록 한다.

가) 후송시 유의 사항

① 저체온증에 걸린 환자는 부드럽고 조심스럽게 후송하여야하며 충격을 주어 심박동에 무리를 주면 안된다.

② 젖은 옷은 제거하고 마른 옷이나 마른 침낭으로 보온하여 후송하여야 한다.

7) 동반된 손상을 확인한다. 심한 저체온증 환자인 경우 의식이

혼미해서 동반되는 손상(동상 및 골절)을 간과할 수 있다. 전시에는 추운 날씨에서의 교전으로 인해 총상 등 부상과 동반된 저체온증이 흔하고 의학적으로도 더 큰 문제가 된다.

가) 동상인 경우 : 동상부위를 문지르거나 과도한 기계적 자극을 주지 말고, 조직손실이 증대함으로써 이후 회복이 더 어려워진다.

나) 골절인 경우: 적절한 부목조치로 더 이상 조직손상을 최소화한다.

다) 개방창인 경우: 개방창을 통해 혈액손실이 증가하며 혈압이 감소하여 저 체온증 및 동반되는 동상이 더 잘 발생하게 된다. 또한 개방창 부위는 다른 부위보다 동상 발생이 더 흔하므로 적절한 지혈조치와 함께 손상부위를 폴리에틸렌 봉투 등으로 감싸놓아야 한다.

8) 저 체온증 환자 평가시

가) 사망선언은 신중하게 해야 한다.(사망으로 알았는데 가온시켜 정상으로 된 저체온증 환자가 많음)

나) 경동맥에 손을 대고 최소 1분 동안 맥박을 확인해야 한다.(중등도 혹은 중증 저체온인 경우 심박동수가 분당 2~3회, 호흡수 분당 2회 정도인 경우가 흔함)

(4) 예 방

(가) 옷을 잘 입는다.

1) 지휘관이 지시한 동절기 복장을 입는다.

2) 체열 손실을 방지하기 위해 모자를 착용한다.

3) 동절기 복장 착용시는 C.O.L.D를 기억한다.

- 깨끗하게 한다.(keep it - Clean)
- 땀이 날 정도로 너무 더운 것은 피한다.
  (Open During Exertion to Avoid Sweating)
- 느슨하게 여러 겹 입는다(Wear it Loose in Layers)

- 건조하게 유지한다.(keep it -Dry)

4) 땀은 의복이 환기를 허용하여야 증발할 수 있다. 따라서 환기를 증가시키기 위해 주기적으로 지퍼를 내리고 개방할 수 있어야 한다.
5) 연료나 기타 액체가 옷이나 피부에 묻게 되는 것을 방지한다.
6) 면내의를 입지 않는다. 면은 쾌적성과 흡수성이 우수해서 선호되는 편이다. 그러나 보온성은 떨어지는 편이며 특히 심한 비나 눈이 올 때면 너무 많이 흡습해서 열손실을 촉진시킬 뿐 아니라 쾌적하지도 않다.

(나) 몸을 따뜻하게 유지한다.

1) 가능한 한 자주 몸을 움직인다.
2) 협소한 공간에 있어야 한다면 발가락, 발, 손가락, 손을 움직인다.
3) 술의 힘을 빌리려 하지 않는다.
4) 담배를 피우지 않는다.
5) 공급된 모든 음식을 먹는다.(추운 날씨의 열량 요구량은 더운 날씨에 비해 25~50% 가 높다) 잠자기 전에 적당량의 건빵이나 과자를 먹는 것이 도움이 된다.
6) 충분히 물을 마신다. 추운 날씨에도 역시 탈수될 수 있다는 것을 명심해야한다. 특히 탈수는 한냉손상에 대한 감수성을 증가시킨다. 혹한기 작전시는 인체의 수분 요구량이 많으며 혹서기 보다 수분 요구량을 예측하기가 더 어렵다. 일반적으로 아침, 점심, 저녁 매 끼니때와 밤에 자기 전에 약 500ml(수통 반 분량)씩의 물을 섭취해야 한다. 특히 업무가 땀을 흘릴 정도로 힘들다면 그 이상의 물을 추가로 섭취해야 한다. 소변색을 점검하여 진한 노란색이면 체내 수분량이 부족함을 의미한다. 녹지 않는 눈이나 얼음을 물을 섭취하기 위해 바로 먹어서는 안된다.

7) 나뭇가지나 몇겹의 매트리스를 침낭 밑에 까는 것은 절연에 도움이 된다. 심한 추위에는 잠자는 동안 귀, 목, 얼굴 등을 보호해 줄 수 있도록 방한모나 기타 머리를 감쌀 수 있는 덮개를 착용해야 한다. 호흡에서 나오는 습기가 침낭 속에 찰 수 있으므로 머리를 넣어서는 안된다.

(다) 발을 보호한다.

1) 여분의 군용양말과 군화를 준비한다.
2) 항상 양말을 깨끗하고 건조하게 유지한다.
3) 가능한 날마다 발을 씻고, 꽉 조이는 양말과 신발을 신지 않는다.

(라) 손을 보호한다.

1) 장갑을 착용한다(벙어리장갑이 더 도움이 된다)
2) 만약 손이 무감각해지면 옷 밑으로 손을 넣어 덥힌다.
3) 맨 피부로 눈이나 금속을 만지지 말아야 한다.

(마) 귀를 보호 한다.

1) 귀마개를 반드시 착용하여야 한다.

(바) 동료를 보호한다.

1) 동료에게 저 체온증의 징후는 없는지 수시로 확인한다.
2) 노출된 부위의 피부색을 감시하여 동상의 징후는 없는지 확인한다.
3) 발이나 손, 귀, 얼굴 등이 무감각한지 등을 물어본다.
4) 맨 땅에 직접 누워 자지 않도록 한다.

(사) 기 타

1) 휴식, 가면을 금지한다.
2) 군장 결속시에는 극한 상황을 고려한다.
3) 면도 및 조발, 규칙적 세면 등이 한랭예방에 좋다.

10. 수중 위험

가. 익사(Drowning)와 익수(Near Drowning)

익사는 물에 잠긴 후에 질식에 의한 사망하는 경우이며, 익수는 물에 잠긴후에 일시적이라도 환자가 생존한 경우를 의미한다. 담수의 경우 혈액보다 삼투압이 낮다. 유입된 담수가 혈액내로 흡수되고, 폐포를 싸고 있는 계면활성제의 변성을 초래하여 결국 환기장애를 유발하게 된다. 한편 염수는 혈액보다 삼투압이 높아 혈액이 폐포내로 이동함으로서 폐부종을 일으켜 저산소증을 유발한다. 물에는 박테리아나 화학약품과 같은 오염물질이 많아 폐 병변을 일으킨다. 소량의 물이라도 기도로 유입되면 심한후두자격을 초래하며, 이로 인하여 후두의 근육이 강직되어 기도를 폐쇄시키는 후두강직(Laryngeal spasm) 현상이 나타날 수 있는데 이는 이물질이 폐로 유입되는 것을 막는 현상이지만, 공기도 차단되어 폐로의 산소유입을 차단하여 결국 환기장애로 인한 저산소증으로 의식을 잃거나 사망하게 된다.

나. 익수의 응급처치

침수상태에서 구조된 환자에게 즉각적인 구조호흡을 시행하여야 한다. 만일 맥박이 전혀 촉진되지 않는다면 심폐소생술을 실시해야 한다. 많은 양의 물이 폐로 유입되지 않은 환자는 적당한 산소환기로 저산소증이 회복될 가능성이 높다. 만약 환자가 호흡이 있다면 구조자는 통풍이 잘되는 곳에 환자를 위치시키고 충분한 산소를 투여하면서 신속히 병원으로 후송해야 한다. 만일 침수자가 의식이 있고 여전히 물속에 있다면 수상구조가 필요하다. 그러나 수상구조의 경험이 미약할 경우에는 직접 수상구조를 시도하기 보다는 뜰 수 있는 물체를 집어던지거나 막대기 또는 로프를 이용하여 끌어당기고, 접근이 어려우면 보트를 이용하는 방법 등을 강구해야 한다.

(1) 환자 후송시는 머리를 몸보다 낮게 하여 위에 고였던 물이 폐로 흡입되는 위험을 줄여야 한다.

(2) 환자를 담요, 마른수건 또는 외투로 덮어준다.

(3) 기도를 확보하고 호흡 및 맥박을 확인하고 필요시 심폐소생술을 시행 한다.

(4) 자발적 호흡 및 심장 박동이 있는 경우에는 산소마스크로 100% 산소를

공급하는 것만으로도 충분하다.

(5) 구조호흡은 익수자가 자발적인 호흡이 없다면 즉시 시행하여야 한다.

(6) 저체온증을 치료한다:저체온증은 찬물에 잠겨 있을 때 더 빨리 발생한다. (수온이7.2℃ 이하인 경우 약 한시간 이내) 약간 시원하다고 생각되는 물에 잠겨 있을 때에서(약 15.5℃) 3~4시간지나면 저체온증이 발생할 수 있다. 따라서, 젖은 옷을 벗기고 더운 음료수를 마시게 하며 따뜻한 물(40℃ 정도)에서 몸을 녹인다. 이 때 사지를 욕탕 밖으로 하여야 하는데 이는 사지의 차가운 혈액이 중심부 온도를 낮추는 후반기 체온저하를 초래 할 수 있기 때문이다.

(7) 빠른 시간 내에 병원으로 후송한다.

11. 비출혈

가. 개 요

비출혈은 크게 나오는 부위에 따라 두 부분으로 나눈다. 앞쪽은 비중격의 앞쪽 1/3부분으로 혈관이 풍부한 부분에서 나온다(가장 흔하다) .뒤쪽은 비인두 부분에서 난다(대량출혈이 많다).

나. 원 인

(1) 외상 : 두개골 골절, 안면부 손상

(2) 병적인 것

- 동맥경화증
- 고혈압
- 종양
- 부비강염

다. 응급처치

(1) 원인제거

우선은 원인 되는 인자를 제거하는 것이 근본적인 조치이다.

(2) 지 혈

의무병은 압박법을 잘 숙지하여 정확히 실시할 수 있도록 해야 하며 그 외의 방법은 군의관의 지시에 의해 실시되어야 한다.

(가) 압 박 법

1) 앞쪽에서 나오는 경우 직접 압박법이 제일 좋다. 즉 비중격에 상반되는 코를 누른다.

가) 머리를 앞으로 굽힌 상태로 환자를 앉힌다. 머리를 뒤로 젖히지 말아야 한다.

나) 입으로 숨을 쉬도록 하고 코뼈 바로 밑 부분을 꽉 잡아서 직접 압박을 가한다.

다) 혈액 응고를 방해함으로 말하기, 삼키기, 기침, 침뱉기, 코를 킁킁거리기 등을 금지한다.

라) 약 10분간 코를 누른 다음 압박을 중단하고 출혈이 계속되는지 확인하고 출혈이 계속되면 다시 10분간 압박한다. 30분 이상출혈이 계속되면 환자는 병원으로 후송한다.

마) 출혈이 중단된 후에도 머리를 계속 앞으로 굽히고 미지근한 물로 코와 입주위를 닦는다.

2) 뒤쪽에서 나오는 경우는 그냥 기다려보고(목을 뒤로 젖히고 머리에 찬 수건을 적신다), 계속적으로 대량 출혈이 생기면 군의관의 지시에 따르도록 한다.

(나) 화학적 소작

국소 도포 마취하에 부식제(초산은)를 이용해 화학적 소작을 실시 해본다.

12. 안구손상

안구는 둔한 타박상이나 금속, 돌가루, 안경알 등 날카로운 조각에 의해 찢어지거나 멍이 들기도 한다. 안구 손상은 특히 잘못된 처치로 인해 실명의 위험이 높으므로 절대적인 주의를 요하므로 가능한 군의관에게 치료를 의뢰하여야 한다.

가. 일반적 증상

(1) 안구에 심한 통증과 눈꺼풀의 경련

(2) 안구의 상처

(3) 안구상처 없이 부상당한 쪽의 안구 출현

(4) 시력 저하 및 실명

(5) 상처에서 혈액이나 체액의 유출로 안구모양의 변형

나. 응급처치

(1) 눈의 단순 이물질

(가) 눈의 이물질은 눈동자를 찌를 염려가 있으므로 눈을 비비거나, 불결한 손으로 만져서는 안 된다.

(나) 우선은 손을 대지 말고 생리 식염수로 세척을 해야 한다. 상기 방법으로 제거되지 않으면 군의관의 처치를 받도록 한다.

(2) 안구의 관통상

눈의 손상, 특히 이물질이 박혀있는 경우에는 이것을 무리하게 제거하려 하면 안구 내부의 내용물이 모두 흘러나와 안구에 변형을 가져와서 돌이킬 수 없는 상황이 된다. 따라서 다음과 같은 5가지 원칙에 의하여 응급처치를 해야 한다.

(가) 안구에 박힌 이물질은 군의관의 지시 없이는 제거하지 않는다.

(나) 어떠한 방식이라도 손상된 눈에 압박을 하거나 조작하지 않는다.

(다) 만일 안구의 일부분이 노출되었다면 건조되지 않도록 축축한 무균붕대를 대 준다.

(라) 손상된 눈을 보호 컵이나 금속 눈 보호물을 가지고 덮어 준다.

(마) 손상된 눈의 운동을 감소시키기 위해 반대편 눈을 덮어 준다.

1) 환자를 눕게 하고 가능하면 움직이지 않게 머리를 받쳐주고 손상된 눈을 검사한다.

2) 적절하다면 눈을 세척하여 해로운 화학물질이나 모래알 등을 제거한다.

3) 소독된 패드로 눈을 덮어 준다. 패드위에 붕대로 단단히 감아 양

눈을 모두 가리고 눈의 움직임을 억제한다. 붕대로 눈을 가리기 전에 환자를 안심시킨다.

13. 뱀에 의한 손상

가. 개 요

독사의 독은 용혈, 섬유조직 파괴, 신경파괴 등을 일으킨다. 물린 부위에서 단시간 내에 림프관이나 정맥순환을 타고 전신으로 퍼짐으로써 신장의 파괴 및 심부전증을 일으켜서 죽음에 이르게 한다. 그러므로 사교상에서는 조기치료가 가장 중요하다.

나. 독사의 종류

세계적으로 2,500여종의 뱀이 있으며 그 중 10%만이 독사이다. 한국에는 살모사, 불독사, 까치독사 등 14종의 독사가 있다.

다. 독사 식별법

독사를 식별하는 데는 여러 가지 방법이 있으나 식별법이 통일되어 있지 않아 잘못하면 오인하는 경우가 많다. 그러나 독사는 예리한 앞니가 있어 물렸을 때 입자국이 뚜렷하고, 물린 후 부종이 생기며 피부색이 적자색으로 변하는 특성이 있다.

- 동공 : 수직동공
- 삼각형의 납작한 머리모양
- 두 개의 독침

라. 뱀의 생태학적 특성

- 출현시기:4월 하순
- 독니:5~8mm
- 동면시기:11월 중순
- 독액:0.1~0.2cc

마. 증 상

(1) 국소 반응

- 심한 작열감(가장 특징적인 증상)
- 종창, 부종
- 국소 출현
- 피부 변색 및 괴사

(2) 전신 반응

- 반열
- 순환기능의 저하
- 호흡곤란
- 신경증상

바. 응급처치

응급처치에 있어서 가장 중요한 것은 물리고 난 뒤 치료까지의 시간이다. 시간이 지난 후의 흡입과 절개는 의미가 없기 때문이다.

(1) 국소치료

(가) 안 정

환자를 반듯이 눕히고 환자에게 조용히 안정하는 것이 독소가 전신으로 퍼져나가는 속도를 감소시킬 수 있다는 것을 설명해 준다.

(나) 지 혈 대

독성 전파를 막기 위해서 지혈대를 사용한다. 지혈대는 상부와 하부에 각각 설치하여야 하며 부종이 있는 부위에서 약 5cm 멀어진 곳에 설치한다. 또한 설치시 주의사항은 동맥순환은 통할 수 있게 하고 정맥순환과 임파관만 차단할 수 있게 매야하는데 손가락 한 개 정도가 드나들 수 있게 묶으면 된다.

(다) 후송

1) 교상부위를 심장보다 낮게 위치시켜 신속하게 의무시설로 후송한다.
2) 절개 및 흡입은 하지 않으며 뱀의 종류를 알기 위해 뱀을 잡을 필요는 없다.

14. 중 독

가. 개 요

중독은 어떤 물질을 섭취, 흡입, 흡수, 주사 등의 4가지 경로를 통해 독이 몸으로 유입되어 발생한다. 독극물의 흡입 또는 섭취에 의한 중독은 우연한 사고든지 고의적인 사고든지 간에 모두 중대한 전투력 손실을 초래한다.

나. 일반적인 처치원칙

(1) 입으로 섭취하였을 때

독극물 음독시 가장 중요한 것은 처치시기이다. 30분 이내에 구토를 유발시키거나 위세척을 실시하는 것이 가장 효과적이다.

(가) 응급처치

1) 환자, 보호자에게 문진을 하여 중독된 약물의 종류를 확인해야 한다.
2) 환자 증상을 주기적으로 측정한다.
3) 의식이 있는 경우는 구토를 시킨다.
4) 의식이 없는 경우는 환자의 상태를 관찰하면서 즉시 후송한다.
5) 100% 산소를 투여한다.
6) 즉시 후송조치 한다.

(나) 주의사항

1) 의식이 없는 환자는 구토를 시켜서는 안된다.(흡입성 폐렴을 유발시킬 수 있음)
2) 독극물은 피부를 통해서 흡수될 수 있으므로 구조 호흡시에는

구강대 구강법을 사용해서는 안된다.

3) 부식성인 독극물(강산, 강염기 등)은 구토를 시킬 경우 다시 화학화상을 유발시키므로 절대 구토를 시켜서는 안된다.

(2) 흡입하였을 대

(가) 환자를 즉시 신선한 공기가 있는 곳으로 옮기거나, 문과 창문을 열어 환기 시킨다.

(나) 몸에 조이는 옷은 모두 풀어준다.

(다) 환자의 호흡이 멈추었거나 불규칙하면 구조호흡을 실시한다.

(라) 오한을 방지하기 위해 환자를 담요로 덮어준다.

(마) 가능한 한 주위를 조용하게 해 준다.

(바) 알콜 종류는 절대로 주어서는 안 된다.

(사) 산소를 투여한다.

(3) 피부에 오염되었을 때

(가) 흐르는 물로 충분히 씻어내고, 빨리 닦아낼수록 손상범위를 줄일 수 있다.

(나) 옷을 벗기는 동안에도 물을 뿌려 준다.

다. 중독의 종류 및 처치

(1) 독 초

독성 옻나무, 독성 참나무, 독성 떡갈나무 등의 독성식물과 접촉시 피부에 자극을 준다.

(가) 응급처치

1) 접촉 부위를 즉시 물로 세척한다.

2) 가려움을 없애기 위해 항히스타민제 투여 및 소염제를 발라준다.

3) 이미 발진이 생겼으면 씻거나 긁지 말고 군의관의 치료를 받도록 한다.

(2) 농약 중독

(가) 증 상

1) 일반적인 경우: 어지러움, 권태감이나 불안감, 두통, 열이 난다.
2) 심할 경우: 의식이 흐려지고 말을 잘 못하며 혼수상태에 빠짐, 혈압이 상승하고 맥박이 빨라지고, 식욕부진, 구토, 설사, 동공축소, 기관지 분비 증가로 호흡곤란과 폐부종 및 청색증이 나타난다.

(나) 응급처치

1) 의식이 있는 경우:구토를 유발시킨다.
2) 의식이 없는 경우:음식물 섭취나 구토를 유발시켜서는 안된다.

(3) 식중독

식중독이란 식사를 통해 체내에 들어간 유독 물질(미생물과 이들에서 나온 독소, 독버섯이나 복어알 따위)로 생기는 것이다. 식중독 중 통조림 중독(Botulism)은 위장계 증상은 없는 것이 보통이고 말초와 중추신경계의 마비가 오며 호흡곤란 등으로 생명을 잃게 되는 경우도 있다.

(가) 증 상

1) 설사, 구토, 복통, 발열 등이다.
2) 탈수가 심하면 생명이 위독하다.
3) 균 종류에 따른 주요 증상은 다음 표와 같다.

균 종 류	잠복기	지속시간	증 상	비 고
포도상구균	1~6 식간	24시간	• 심한복통과 구역질 • 열은 없음 • 변이나 토물에 혈액이 섞임	• 30분간 끓여도 독소가 파괴되지 않으므로 식중독 가능성 있는 식품은 버린다.
살모넬라균	6~24 식간	2~5일	• 38~39℃의 고열 • 설사, 복통, 구토	• 장내 살모넬라균이 식중독을 일으킨 후 2주 이후 파라티푸스를 일으킬 수 있다.
장염 비브리오균	10~24 시간	2~5일	• 설사, 복부경련 • 발열, 두통 • 점액 혈변	• 해산물 특히 어패류를 생식하면 잘 걸린다.

(나) 응급처치

1) 수액공급(생리식염수 정맥주입):수액공급이 유일한 응급처치이며 이는 시간을 다투는 문제이다.
2) 급성 신부전을 치료해야 한다.
3) 다른 금기사항이 없는 경우 복통이 심하면 진통제를 사용한다.
4) 항생제는 사용하지 않는다.

(다) 예 방

1) 생식을 하지 않는다.
2) 충분히 가열하면 식품내의 세균이 죽게 되므로 포도상구균 독소로 생기는 식중독은 피할 수 있다.
3) 가열한 다음에 다시 오염될 수 도 있으므로, 조리후의 식품을 장시간 보관하지 말고 보관할 경우 사람이나 파리, 쥐 등에 오염되지 않도록 한다.

15. 전투피로증

가. 개 요

전투피로증이란 '전투상황에서 심한 정신적, 육체적 스트레스에 직면하여 인체의 정상 방어기능이 일시적으로 붕괴되어서 불안, 공포, 행동장애 등을 나타내는 일련의 증상' 이라고 할 수 있다. 전투피로증을 일으키는 스트레스에는 정신적 스트레스뿐만 아니라 수면부족, 육체적 피로, 더위, 추위, 소음과 같은 육체적 스트레스도 포함된다. 또한 전투피로증은 갑자기 혹은 서서히 생길 수 있는데 전투피로증의 발생속도는 스트레스의 강도와 기간, 그리고 병사들의 사전 훈련정도, 경험, 적응력에 따라 차이가 있다. 역사적으로 살펴볼 때 전투 스트레스와 이로 인한 심리적 손상환자는 군사작전 수행에 지대한 영향을 미쳤다. 이와 같이 전투력에 영향을 주는 심리적 손상환자는 대비책만 준비 되면 발생률을 줄일 수 있고, 또한 초기에 적절한 치료만 되면 75~80%는 전투임무로 복귀가 가능하기 때문에 조기발견, 조기치료가 무엇보다 중요하다.

나. 발생가능한 요인

(1) 개인적인 성향

(가) 계급이 낮고 전입병인 경우

(나) 적업군인이 아니고 의무복무 근무중인 자

(다) 결손가정 출신자, 성격장애가 있는 경우

(라) 금전적인 갈등, 질병, 가까운 친족의 죽음, 결혼문제 등의 개인적인 문제나 스트레스를 가지고 있는 사람이 전투피로증에 더 잘 걸린다.

(2) 환경요인

(가) 명분과 도덕성이 결여된 전쟁인 경우

(나) 국민의 지지가 없는 경우

(다) 장비와 보급품이 부족한 경우

(라) 어려운 임무를 부여받은 경우

(마) 문제 해결이 어려울 경우 지휘관의 지휘력 부족시

(바) 능력, 훈련의 강도가 결여된 경우

(3) 전쟁 중인 요인

(가) 지속적인 작전과 잦은 교전은 스트레스에 노출되게 한다.

(나) 화생방전의 위협은 휴식과 수면의 결여, 탈진, 무기의 위력에 대한 공포로 인하여 스트레스의 중요한 원인이 된다.

(다) 어두움과 시야의 방해는 적에 대한 죽음의 공포와 환각 현상을 동반 할 수 있으므로 스트레스를 증가시킨다.

(라) 장기간의 전선 고착이나 일시적인 소강상태로 인한 비활동성은 권태감으로 인하여 스트레스를 일으킬 수 있다.

(마) 권태감에서 탈피하고 싶은 욕구가 충족되지 않거나 임무수행에 장애가 생기면 좌절이나 압박감이 생기게 되고 이는 스트레스의 중요한 원인이 된다.

(바) 아무것도 모른다는 공포와 정보의 불확실성은 전투 스트레스를 일으킬 수 있다.

(사) 전투상황에 개인위생 해결(배설 등)이 지장을 받게 되면 스트레스를 일으킨다.

(아) 상급자가 의사결정에 대한 확신을 갖고 있지 않으면 스트레스를 일으킨다.

(자) 전입된 요원들은 새로운 환경 및 동료들과 친화되지 못하여 스트레스가 가중된다.

(차) 동료의 죽음, 개인의 죽음과 부상에 대한 두려움, 전장환경 등 각종 전장상황은 정신적인 피로를 가중시킨다.

(카) 지속적이고 심한 육체적 노동은 전투피로증을 가중시킨다.

(타) 통신두절, 아군부대의 분리와 소규모 부대가 너무 넓은 지역에 전개 될 때는 부대와의 격리로 인한 전투 스트레스가 증가한다.

(파) 불 유쾌한 날씨와 기후는 스트레스를 더욱 가중시킨다.

다. 증상 및 증후

(1) 신체적 증후

(가) 정상적이고 보편적인 신체증후

1) 긴장, 두통, 요통, 과거 상처부위의 통증이 있다.

2) 안절부절 못하고 손발이 저리거나 떨린다.

3) 쉽게 흥분하거나 잘 놀라고 식은땀이 난다.

4) 입이 마르고 어지럽다.

5) 숨이 가빠지고 피부가 창백해진다.
6) 속이 메스껍거나 토하기도 한다.

(나) 심각한 신체적 피로의 증후⇨지휘관이 주의 깊게 관찰해야 할 사항

1) 조용히 있지 못하고 계속해서 주위를 돌아다닌다.
2) 공포로 움츠려들고 온몸과 팔을 심하게 떤다.
3) 어떤 갑작스런 소리나 행동에 대해 몸을 움츠리거나 겁을 낸다.
4) 뚜렷한 신체적 원인이 없는데도 신체를 사용하는 작업을 바르게 하지 못한다.
   예) 손, 팔, 다리의 근육을 움직이지 못하는 경우
5) 감각기능의 이상이 나타난다. 예) 피부에 아무런 감각을 느낄 수 없을 없다. 시력이 흐려지거나 한쪽 혹은 양쪽 눈 모두 안 보인다.
6) 사격시 몸이 굳어지거나 움직여지지 않는다.
7) 가만히 서있는데도 저절로 몸이 비틀리거나 흔들거린다.

(2) 정신적 정서적 증후

(가) 정상적이고 보편적인 증후

1) 불안, 긴장, 걱정을 한다.
2) 사소한 일에 쉽게 불평하고, 욕설 및 짜증을 낸다.
3) 세부적인 일에 부주의하거나 기억해 내지를 못한다.
4) 생각하고 말하는데 어려움이 있다.
5) 잠들기가 어렵고 악몽 때문에 깨어나기도 한다.
6) 죽거나 부상당한 동료 때문에 슬퍼하거나, 울거나, 때로는 소리쳐 울부짖는다.
7) 자신이 행한 실수나 사건에 대해 죄책감을 느낀다.
8) 공연히 화를 내고 상관이나 부대내의 다른 사람으로부터 버림받았다는 느낌을 받는다.
9) 자신과 부대에 대한 신뢰감을 잃기 시작한다.

(나) 심각한 정신적, 정서적 증후⇨지휘관이 주의 깊게 관찰해야 할 사항

1) 시비를 걸거나 싸운다.
2) 개인 위생관리를 전혀 하지 않고 위험에 무관심하다.
3) 침묵, 오래 지속되는 슬픔 같은 사회적 위축이 나타난다.
4) 음식 같은 것에 관심이 없다.
5) 시간, 공격 개념이 없어져 자신이 누군 인지도 모르고 명령이 하달되어도 그 의미를 모른다. 심하면 기억상실도 나타난다.
6) 말더듬, 중얼거림, 전혀 말을 못하는 등의 심각한 언어장애가 나타난다.
7) 악몽이나 위험에 대한 공포 때문에 수면을 두려워하고 심지어 안전한 지역에서 조차 잠들지 못한다.
8) 보이지 않는 어떤 것을 보거나 듣는다.(환청, 환시 등의 환각 증상, 특히, 심한 수면부족 후에 잘 나타남)
9) 히스테리성 폭발, 미친듯한 행동, 불안이 극심한 상태로 호흡 곤란, 가슴 두근거림, 몸 떨림, 발열, 흉부통, 질식감(숨이 막힘), 현기증, 비틀거림 등이 나타난다.
10) 자살에 대한 반복적 생각을 하게 되는데 이는 특히 위험한 증후이다.

라. 전투피로증의 분류

전투피로증의 분류는 처치될 수 있는 단계에 기준을 두고 경도, 중등도, 고도로 분류할 수 있다.

(1) 경 도

자체 부대내에서 휴식을 취하고, 임무에 복귀할 수 있는 경우를 말하며 다음 사항에 해당된다.

(가) 보편적인 증후가 나타나며, 불편감을 느끼나 업무수행에 지장이 없다.

(나) 좀 더 심한 증상을 보이면 부분적으로 업무수행에 지장이 있다.

(다) 일시적으로 업무수행이 불가능하더라도 부대에 받아들일 수 없을 정도의 부담이나 위험을 주지는 않는다.

(2) 중등도

부대에서 안정시킬 수 없어 휴식과 재충전을 위해 필요한 안정성을 갖추지 못할 경우에 부대에 부담이 된다.

(가) 휴식과 재충전에 필요한 안정성을 갖추지 못할 경우에 부대에 부담이 된다.

(나) 그러나 증상의 원인을 찾아내기 위한 긴급한 의학적 조치를 필요로 하지 않는다.

(3) 고 도

진단이나 치료를 위해 군의관에게 보여야 하는 경우를 의미하며 다음 두 가지 중 한 가지 이상의 증상이 나타난다.

(가) 자신이 너무 부담되고 혼란스럽기 때문에 소속 부대나 다른 비의무부대에 있을 수 가 없다.

(나) 긴급한 내과적 혹은 외과적 치료를 요할 만한 육체적 요인(예: 두부나 척추손상, 약물 중독) 때문에 증상이 생겼을 경우 소속부대나 의료지원이 되지 않는 부대에서는 관리할 수 없다.

(다) 주요 증상은 다음과 같다.

1) 타인에게 위험하거나 위협적인 행동

2) 수면부족에 의한 것이 아닌 환각이나 망상

3) 극도의 육체적인 통증

4) 중요한 육체적 기능의 상실, 예로서 눈이 안보인다거나 사지를 움직일 수 없음 등

5) 심각한 기억 상실

6) 자극에 전혀 반응이 없다.

마. 일반적인 응급처치

(1) 치료의 3대 원칙

근접성(proximity), 즉각성(immediacy), 기대성(expectancy)의 원칙에 따라 치료했을 경우 75~80%는 본래 임무로 복귀할 수 있다.

(가) 근 접 성

환자의 분대, 소대, 대대에서 치료해야 한다. 이는 불필요한 후송으로 인한 군기나 부대의 동질감 상실을 방지하는 통과가 있다.

(나) 즉 각 성

방치하면 후유증이 커진다. 가능하면 발견즉시 치료가 시행되어야 하며, 치료기간은 가능한 한 짧게 한다.

(다) 기 대 성

환자가 짧은 휴식(2~3일) 후에 빠른 회복이 온다는 것을 기대하게 한다. 또한 원대복귀해야 하며 할 수 있다는 것을 확신시키는 간결하고 단순한 치료방법을 적용한다. 이러한 방법으로서 전투피로증은 단지 일시적이라는 것을 스스로가 알게 된다.

(2) 일반적 처치방법

(가) 경도와 중등도 환자의 치료

1) 휴식과 충분한 수면을 취하게 한다. 필요하다면 24시간 동안 계속 수면을 취하게 할 수도 있다.
2) 목욕하고 옷을 갈아입는 등 몸을 깨끗이 하게하고 찬 음료수를 마시게 한다.
3) 자신의 감정을 자연스럽게 표현할 수 있도록 분위기를 조성해준다. 예를 들면 비슷한 증세를 가진 사람들끼리 자유롭게 자신의 겪은 일을 이야기하도록 한다. 이런 방법으로 48시간 내지 72시간 치료하면 대분의 경우 회복된다.

(나) 고도 환자의 치료

후송을 시켜서 전문 군의관에게 치료하게 한다.

(3) 병사 개인적인 예방조치

전투피로에 대한 치료의 일차적인 책임은 개인에게 있으며 개인은 아래사항을 통하여 예방 및 조치 노력을 기울여야 한다.

(가) 스스로의 감정을 침착하게 통제한다.

(나) 부대의 즉각적인 임무에 신경을 집중한다.

(다) 임무를 계속할 수 있다고 생각하고 훈련에 집중하면서 규정을 준수한다.

(라) 스스로 성공할 수 있다고 생각을 하고 그것을 이야기 한다.

(마) 심호흡을 하고 긴장을 해소하기 위해 어깨를 으쓱으쓱 해본다.

(바) 전투피로증은 정상적인 것이며, 다른 사람들도 마찬가지로 발생할 수 있다는 것을 명심하고, 전투피로에 대해 가볍게 생각하며 농담을 하는 것도 도움이 된다.

(사) 팀의 전우들과 항상 접촉하고 계속 대화를 한다.

(아) 사실만을 받아들이고 놀라거나 소문을 믿지 않는다.

(자) 전술적 상황이나 안전이 보장되면 아래사항을 할 수 있다.

1) 음료수를 충분히 마시고 동료들과도 나눠 마신다. 단, 완전한 안전이 보장될 때까지 술은 마시지 않는다.

2) 필요하면 옷이나 물건을 건조시키고 세탁, 면도, 세면, 환복, 무기 손질 및 청소 등 개인 정비를 실시한다.

3) 긴장을 풀기 위해 쉽게 긴장을 완화시키는 방법을 활용한다.

4) 가능하면 4시간 이상 수면을 취하거나 가면을 취한다.

5) 무슨 일이 일어났는지에 대해 이야기 하고, 희망을 가지며 잘못된 인식을 떨쳐 버린다.

6) 슬픔을 함께 나누고, 개인적인 고민을 이야기하며 군종장교와 대화도 나눈다.

7) 휴식을 취하지 않을 시는 레크리에이션, 장비정비 등을 하면서 바쁘게 움직인다.

(4) 인접 전우가 조치할 사항

일반적인 전투피로증 증세는 인접 전우의 역할이 중요하며, 부대의 전우애에 따라 큰 차이가 난다.

(가) 신병이 부대에 전입시에는 환영해주고 친숙하게 빨리 동화될 수 있도록 해주어야 한다.

(나) 함께 체력을 단련하고 인내심을 키우며 민첩성을 유지하도록 노력한다.

(다) 자신과 전우의 응급처치 및 인명구조 방법을 숙지하고 반복 숙달한다.

(라) 심호흡, 근육이완 등 긴장완화기법을 연습한다.

(마) 가정이나 부대에 어려운 일이 있을 때 서로 도와준다.

(바) 항상 최신정보를 얻고 지휘관에게 질문하며 소문을 믿지 않는다.

(사) 모든 사람에게 충분한 식량, 식수, 휴식처, 위생상태가 유지될 수 있도록 상호 협력해야 한다.

(아) 전술적 상황이나 안전이 보장된다면 숙면을 취한다.

1) 안전한 장소와 규정에 의한 곳에서만 숙면을 취한다.

2) 가능하다면 일일 6~9 시간을 자도록 한다.

제6절 운반법

1. 도수 운반법

도수운반법이란 들것이나 다른 형태의 환자운반용 장비의 도움 없이 술자의 신체나 손에 의해서 환자를 운반하는 것을 말한다. 이는 들것이나 이용 가능한 후송차량이 있는 지점까지 환자를 운반하는데 사용된다. 도수운반은 환자를 운반하는 술자에게 피로감을 주고 환자의 상처를 악화시킬 위험성을 내포하고 있기 때문에 특별히 주의를 기울여야 한다.

가. 환자 취급

도수운반에 의해 운반되는 환자는 조심스럽고 신중하게 다루어야 한다. 부적절한 환자취급은 상처를 더욱 악화시키거나 치명적으로 만들 수 있다. 따라서 상황이 허락하는 한 운반은 절차에 따라 침착하게 이루어져야 하며, 환자를 들어올리거나 움직이는 각각의 동작은 가능한 한 조심스럽게 진행되어야 한다. 긴박한 상황의 환자는 즉시 운반시켜야 하며, 그 외 환자는 부상형태나 부상의 범위를 판단하고 필요한 응급처치를 제공한 후 운반시켜야 한다. 예를 들어 불타고 있는 차량으로부터의 환자는 즉각 안전지역으로 옮겨야 하며, 이러한 경우 환자의 긴급운반은 필요한 응급처치보다 우선적으로 실시되어야 한다. 그러나 이와 같이 즉각적인 환자운반이 우선적으로 요구되는 경우라 하더라도 이것은 단지 위험지역으로부터 벗어날 수 있는 최소한의 거리여야 한다.

나. 환자 치료

의무시설로 환자를 운반하기 전에 먼저 응급처치를 실시하여야 한다. 필요한 응급처치는 기도유지(호흡, 심박동 유지), 지혈, 쇼크예방 및 치료, 차후 오염으로부터 상처보호 등의 조치이다. 만약 골절이 분명하거나 의심된다면 부상부위를 고정시켜야 하며, 골절된 뼈의 끝이 근육, 혈관, 신경 및 피부를 상하게 하는 것을 방지하기 위하여 모든 주의를 기울여야 한다. 또한 부상정도가 심한 환자는 도수운반 중에 부상부위에 드레싱을 제공함으로써 추가적인 보호조치를 취해야 한다.

다. 도수운반의 일반수칙

(1) 도수운반

부적절한 환자취급은 환자는 물론 술자에게도 부상을 초래할 수 있다. 바람직한 결과를 얻기 위한 운반노력에 있어서 술자 자신이 부상을 입지 않는 것이 매우 중요하다. 운반효과를 높이고 부상을 최소화하기 위해서 다음의 수칙들을 적용해야 한다.

(가) 환자를 들어 올리거나 움직일 때 신체의 지렛대 원리를 이용한다.
(나) 자신의 신체적 능력 및 한계를 파악한다.
(다) 환자를 들어올리고, 내리며, 운반하거나 서있을 때 등근육보다 어깨 및 다리근육을 이용한다.
(라) 환자를 끌어당길 때는 등을 곧바로 하여 팔과 어깨를 사용한다.
(마) 다른 술자와 공동운반시는 신중하고 점진적으로 동작을 취한다.
(바) 무거운 대상을 옮겨야 할 경우에는 들어올리는 것보다 끌거나 굴리도록 한다.
(사) 환자를 운반하는 도중 가능하면 휴식을 취한다.

(2) 개인화기

통상적으로 전상자의 개인화기는 후송계통을 통하여 전상자와 함께 후송되지 않는다. 최초 의무시설(대대구호소, 연대수용소)로 운반된 화기들은 보급계통에서 보관하며, 환자의 화생방 보호물자만 환자가 계속 보유하고 운반되어진다.

(3) 운반법의 결정

술자의 체력 및 정신력, 환자의 무게, 환자의 부상정도, 운반도중 발생하는 장애물과 같은 요소들에 의해 운반법이 결정된다.

라. 도수운반법 적용을 위한 준비자세

도수운반에 있어서 첫 단계는 운반할 환자를 적절히 위치시키는 것이다. 만약 의식이 있는 환자라면 어떻게 위치시키고 운반시킬 것인가를 환자에게 먼저 물어야 한다. 그렇게 함으로써 운반에 따른 환자의 불안을 덜게 하고 협조를 얻을 수 있다. 환자가 누워있는 위치와 적용할 운반법의 종류에 따라 환자를 바로 눕히거나 엎드릴 수 있도록 돌려 눕히는 것이 필요하다. 다음은 도수운반법 적용을 위한 준비동작이다.

(1) 술자는 환자의 복부가 아래로 향하도록 돌려 눕히기 위해서 부상당한 반대쪽에 무릎을 꿇고 앉은 뒤 환자의 상태를 관찰하여 응급처치의 필요성이 없는지를 확인한 후 운반준비를 한다.

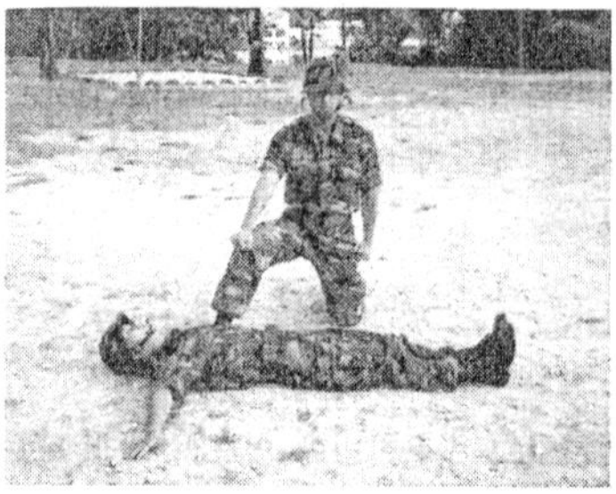

도수운반법 준비 1동작

(2) 환자의 양팔을 머리위쪽으로 위치시키고 술자로부터 먼 쪽의 환자 발목을 가까운 쪽 발목위로 교차시킨 후 술자로부터 먼 쪽에 있는 환자의 어깨에 한쪽 손을 얹고 다른 한쪽 손은 부상 둔부나 사타구니 윗부분에 위치시킨다.

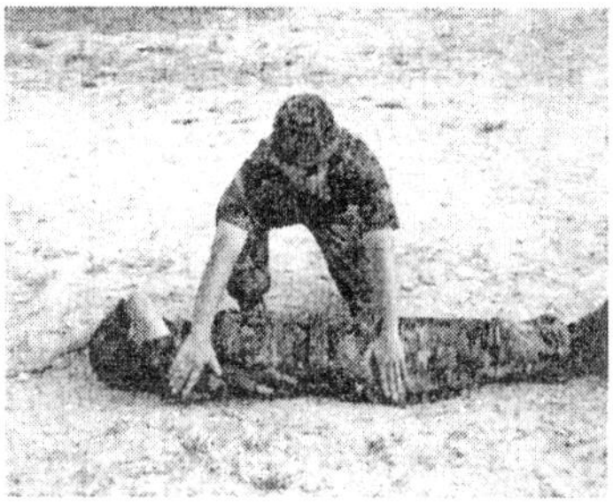

도수운반법 준비 2동작

(3) 환자를 조심스럽게 술자쪽으로 천천히 끌어당기면서 환자의 등부분이 하늘을 향하도록 돌려놓으면 도수 운반법 적용을 위한준비동작이 완료 한다.

(4) 환자를 등쪽으로 돌려 눕히기 위해서는 환자를 조심스럽게 술자쪽으로 굴려서 등이 아래로 향하도록 하는 것을 제외하고는 위해서 언급된 절차를 따른다.

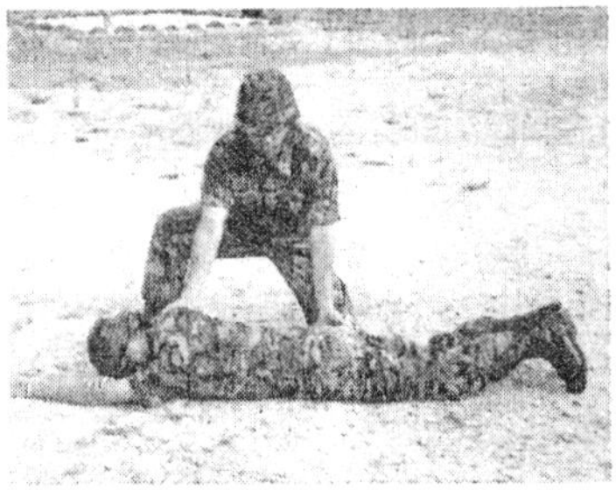

도수운반법 준비 3동작

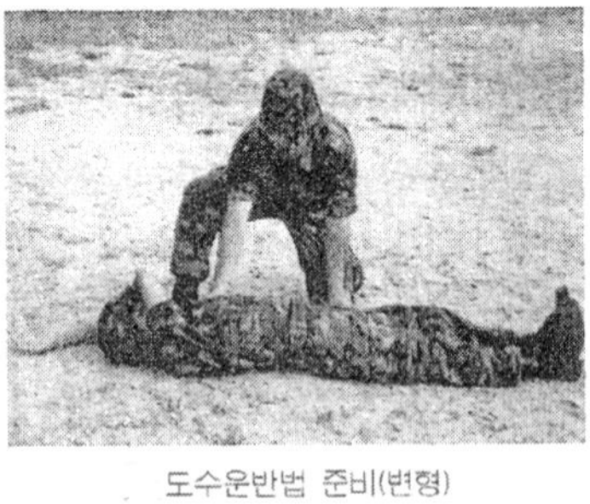

도수운반법 준비(변형)

마. 도수운반법의 종류 및 적용시기

<table>
<tr><th colspan="2">종 류</th><th>적 용 시 기</th></tr>
<tr><td rowspan="13">1인 도수
운반법</td><td>어깨법</td><td>거친 지형이나 신속한 운반 필요시</td></tr>
<tr><td>부축법</td><td>발이나 발목의 경미한 부상이 있는 환자</td></tr>
<tr><td>받들기법</td><td>들것이나 차량에 환자를 옮길 때</td></tr>
<tr><td>업기법</td><td>두부, 족부 손상환자에게 적용</td></tr>
<tr><td>평행업기법</td><td>두부, 족부 손상환자에게 적용하며 비교적 장거리 운반에 용이</td></tr>
<tr><td>교차업기법</td><td>술자가 환자의 손목을 충분히 잡을 수 있는 신체 조건이 될 때와 업기법 중 가장 장거리 운반시</td></tr>
<tr><td>배낭끈
업기법</td><td>1인도수운반법중 가장 장거리 운반 및 술자의 양손을 자유롭게 사용할 필요가 있을 시</td></tr>
<tr><td>권총요대
업 기 법</td><td>환자에게 심한 압박감 없이 장거리 운반시</td></tr>
<tr><td>업치기법</td><td>의식불명환자의 운반 및 업기법에서의 변형동작이 필요시</td></tr>
<tr><td>권총요대
끌 기 법</td><td>근접 전투상황에서의 단거리 운반이나 철조망 지대 통과시</td></tr>
<tr><td>목끌기법</td><td>낮은 뚝, 관목 숲, 차량하부, 배수도관을 통과할 때와 적과 접촉중인 전투 위험지역에서의 운반시</td></tr>
<tr><td>계단 끌기법</td><td>계단 위와 아래 또는 전차에서 환자를 내릴 때</td></tr>
<tr><td colspan="2"></td></tr>
<tr><td rowspan="5">2인 도수
운반법</td><td>부축법</td><td>발이나 발목의 경미한 부상이 있는 환자의 단거리 운반시</td></tr>
<tr><td>받들기법</td><td>척추부목을 사용할 수 없는 상황에서 척추부상 환자의 도수 운반 필요시나 들것에 눕힐 때</td></tr>
<tr><td>안장법</td><td>비교적 장거리 운반시</td></tr>
<tr><td>가마 타기법</td><td>두부 및 다리부상 환자를 비교적 편안하게 운반할 때</td></tr>
<tr><td>안기법</td><td>가마 타기법에서의 변형시와 환자를 들것에 위치시킬 때</td></tr>
</table>

바. 1인 도수운반법

1인 도수운반법은 환자운반에 있어 술자가 1명밖에 없거나, 1인 도수운반법으로만 운반이 가능한 상황에서나, 환자의 수에 비해 술자가 많이 부족할 때 등 긴급히 운반할 필요가 있을 시 가능하며 환자운반에 특히 주의를 기울여야 한다.

(1) 어깨법

환자를 단독으로 운반하는데 용의한 방법중의 하나이며, 1인도수 운반법 중 가장 신속하게 적용할 수 있으며, 특히 의식이 없는 환자를 운반하는데 적합한 방법으로서 두부, 복부, 척추, 흉골 손상, 호흡장애 환자에게는 적용하지 않는 것이 좋다. 어깨법에서 환자를 지상으로부터 일으켜 세우는 동작은 다른1인 도수운반법에도 동일하게 적용한다.

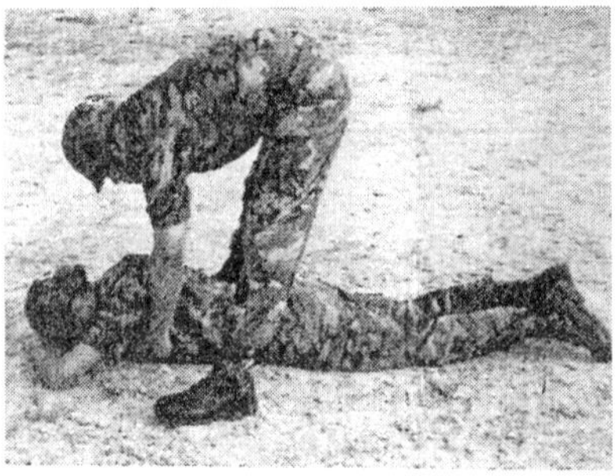

어깨법 1동작

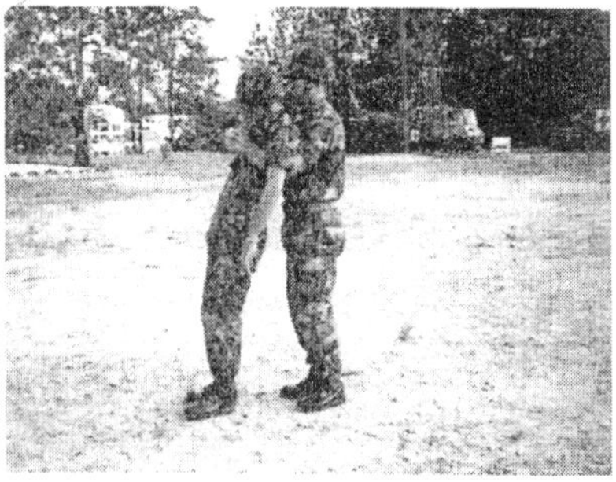

어깨법 2동작

(가) 술자는 환자의 복부가 지면을 향하도록 돌려 눕힌 다음 환자등 뒤에 서서, 양손을 환자의 겨드랑이 밑으로 집어넣어 깍지를 낀다.

(나) 술자는 후방으로 2~3보 이동하면서 먼저 상체를 일으켜 세워 무릎 자세를 만든 다음, 후방으로 2~3보 이동하여 완전히 일으켜 세운다. 이때 술자는 환자를 단단히 부축해야 한다.

(다) 술자는 한쪽팔로 환자의 우측(좌측) 허리부분을 잡고 부축하면서, 신속히 환자 앞으로 이동하여 환자의 우측(좌측) 손목을 감싼다.

(라) 술자는 허리를 굽히고 무릎을 굽혀 환자의 팔을 어깨 너머 아래

로 당기면서, 양 어깨에 환자의 상체가 걸쳐지게 한 후 술자의 한쪽팔을 환자의 양 다리를 지나 환자의 손목을 잡는다. 이때 술자의 신체조건에 따라 환자의 다리사이로 손을 넣어 잡을 수도 있다.

(마) 환자를 정확하게 위치시키면서 일어선다. 이때 술자의 왼손(오른손)은 필요시 사용할 수 있도록 자유롭게 한다.

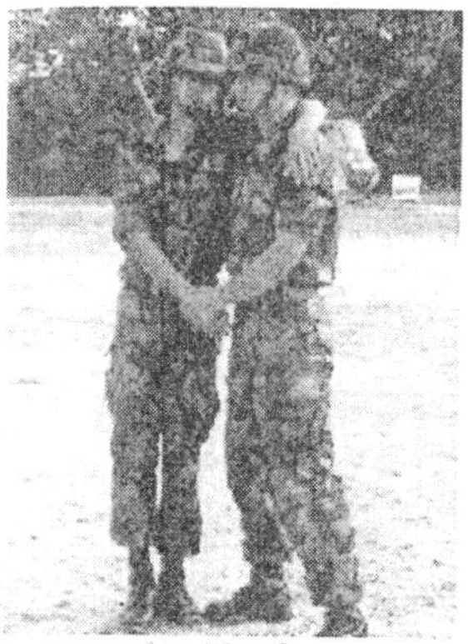

3 동 작

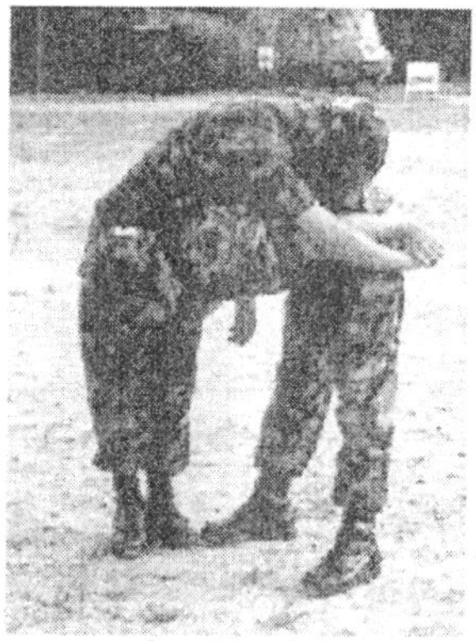

4 동 작

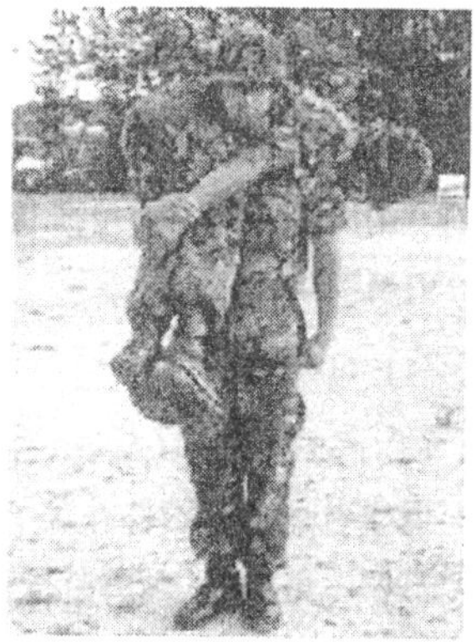

5 동 작

(2) 어깨법(서 있는 자세까지 환자를 일으키기 위한 대안 적인 방법)

이 방법은 환자의 부상 부위로 인해 환자를 위해 더 안전하다고 확신이 있을 때에만 사용되어야 한다. 또한 이 방법이 사용될 때, 척추나 목 부위에 부상이 있을 경우 환자의 머리를 보호할 수 있도록 조치를 취해야 한다.

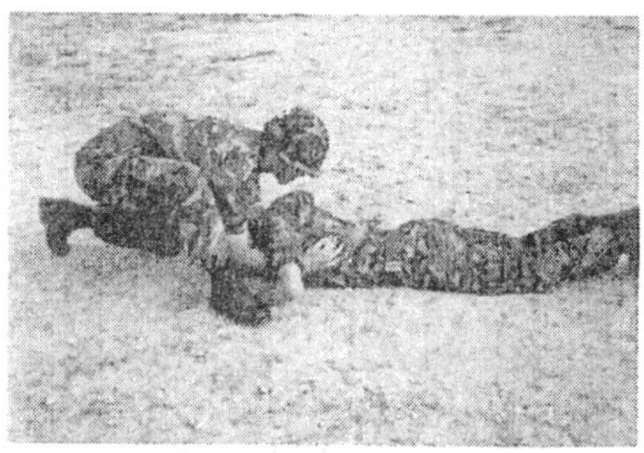

어깨법(대안) 1동작

(가) 환자의 머리맡에 한쪽 무릎을 뚫은 다음 술자의 양손을 환자의 겨드랑이 밑으로 넣어 등쪽

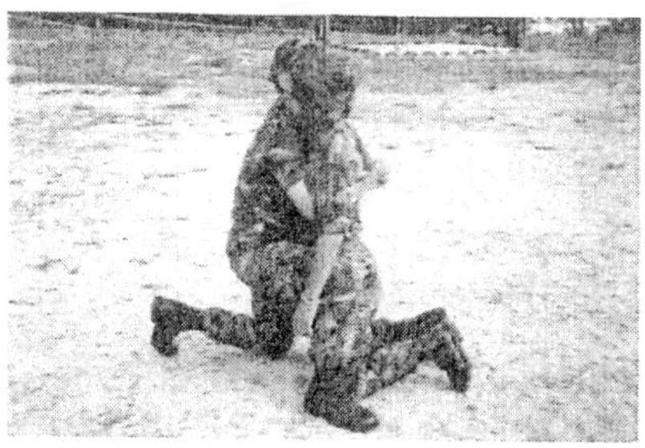

어깨법(대안) 2동작

에서 깍지를 낀다.

(나) 서서히 일어서면서 환자를 무릎까지 일으켜 세운 뒤 계속해서 환자를 완전히 일으켜 세운다. 이때 술자의 두팔로 환자의 허리를 감싸고 허리가 굽혀지지 않도록 몸을 약간 뒤로 젖힌다. 그 다음 절차는 어깨법 요령과 동일하다.

(3) 부축법

이 방법은 의식이 있는 환자의 발 및 발목에 경미한 부상을 당한 환자에게 적용되며, 술자는 환자의 발목을 지탱해주는 역할을 한다. 이 방법은 단거리 환자 운반시 사용된다.

(가) 어깨법에서와 마찬가지로 환자를 지면으로부터 일으켜 세운다.

(나) 술자의 왼(오른)손으로 환자의 왼(오른)쪽 손목을 어깨 너머로 잡고 반대편 손으로 환자의 허리를 잡는다.

(다) 술자의 오른쪽 발은 환자의 왼쪽 발과 나란히 놓고, 왼쪽 발은 어깨넓이 만큼 벌리고 환자의 상체를 술자쪽으로 기울게 하여 운반한다.

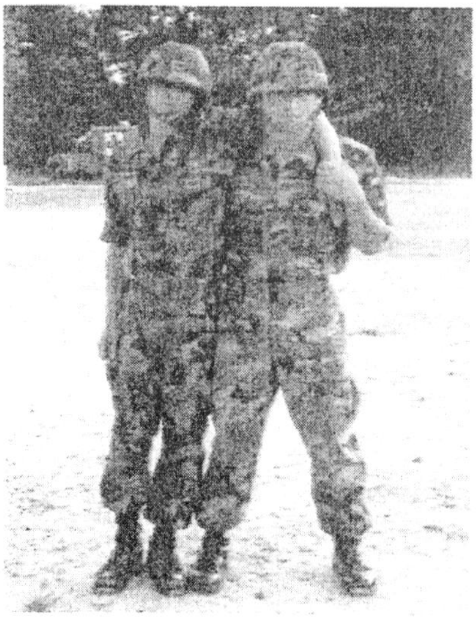

부축법 1동작

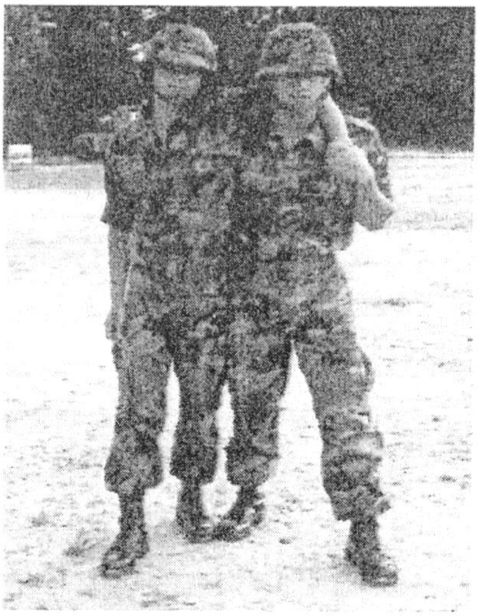

부축법 2동작

(4) 받들기법

이 방법은 짧은 거리(50미터 이내)에 걸쳐 환자를 운반하거나 들것에 환자를 위치시키거나 차량에 탑승시킬때 적합한 방법이다.

(가) 어깨법에서와 마찬가지로 환자를 지면으로부터 일으켜 세운다.

(나) 술자의 한쪽팔을 환자의 무릎밑에 위치시키고 다른 팔을 등쪽에 위치시킨다.

(다) 환자를 들어올린다. 이때 술자의 피로를 줄일 수 있도록 환자를 최대한 술자쪽으로 감싸 안고 운반한다.

(라) 환자가 의식이 있다면 환자는 양손을 술자의 목뒤로 넘겨 감싸 앉은 자세로 운반되어지는 것이 안전하다.

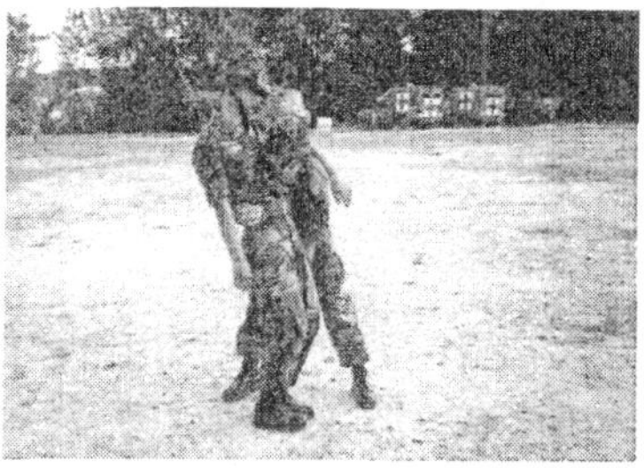

1인 받들기법 1동작

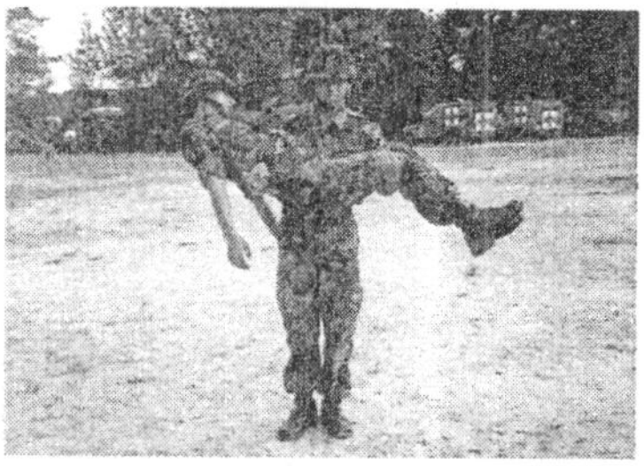

1인 받들기법 2동작

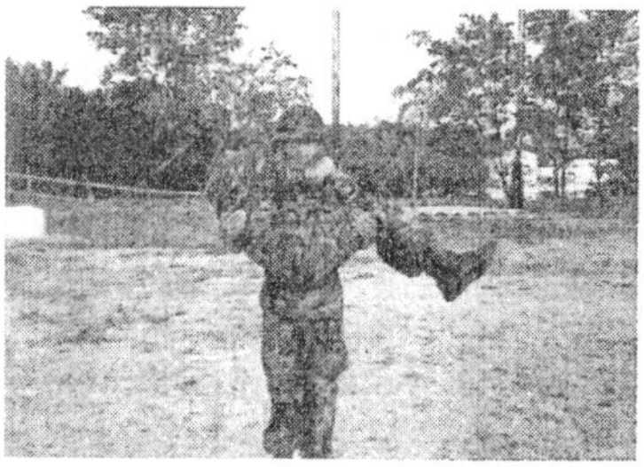

1인 받들기법 3동작

(5) 업기법

이 방법은 환자가 술자의 목을 끌어안을 수 있는 정도의 의식이 있는 경우에 적용되며 환자에게는 편안한 운반법이다.

(가) 어깨법에서와 같이 환자를 일으켜 세운다.

(나) 술자의 한손으로 환자의 허리 주변을 잡고 환자를 지지하면서 환자의 앞쪽으로 이동하여 기마자세를 취한다.

(다) 술자는 몸을 굽혀 둔부에 반동을 주어 환자를 등위로 올린 뒤 환자의 허벅지 밑으로 두손을 넣어 술자의 복부부위에서 깍지를 끼고 운반하다.

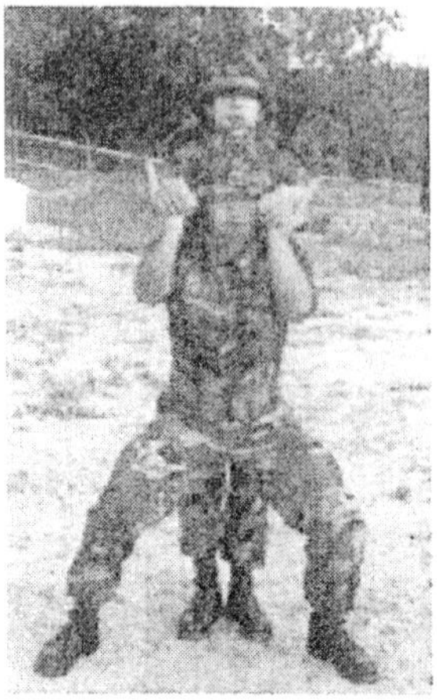

1 동 작

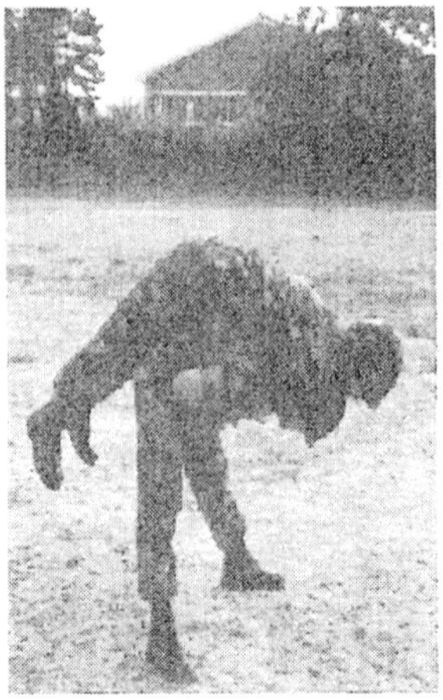

2 동 작

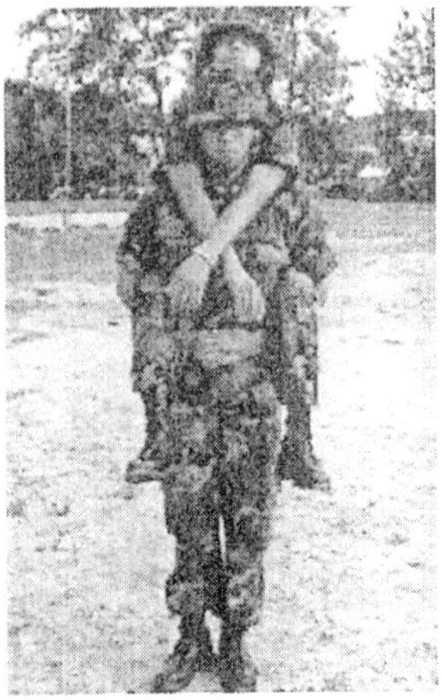

3 동 작

업기법

(6) 평행업기법

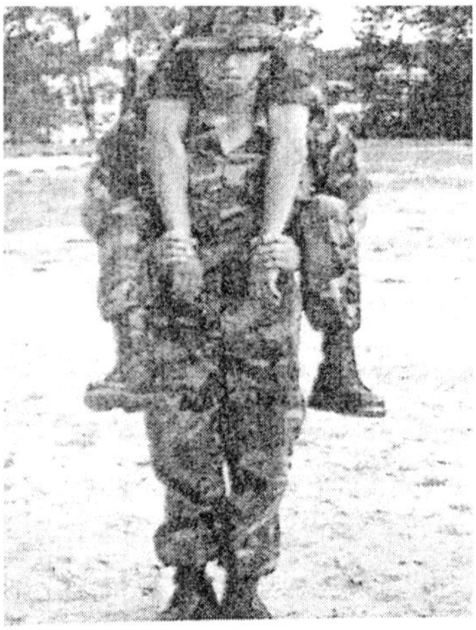

평행 업기법

이 방법은 의식이 없는 환자의 양 손목을 술자의 양손을 이용하여 잡고 환자를 운반하는데 적용되며 업기법에 비해 비교적 장거리를 운반할 수 있는 장점이 있어 술자에게 유리한 방법이지만 환자의 가슴이 압박을 받기 때문에 환자는 약간 불편감을 초래할 있다.

(가) 어깨법과 동일한 방법으로 일으켜 세운다.

(나) 환자를 술자의 등뒤로 업고 일어선다. 이때 환자의 겨드랑이가 술자의 어깨위에 걸치게 해야 한다.

(다) 환자의 양팔을 술자의 앞가슴쪽으로 내린다.

(라) 술자의 양팔은 환자의 허벅지 밑으로 통과하여 술자의 좌측 손으로 환자의 좌측 손목을 술자의 우측 손으로 환자의 우측 손목을 잡고 운반한다.

(7) 교차업기법

이 방법은 의식이 없는 환자의 양 팔을 X-자로 교차시켜 환자의 손목을 잡는 방법으로 환자나 술자의 팔이 길어 충분히 환자의 손목을 잡을 수 있는 경우에는 가장 장거리를 운반할 수 있는 방법으로 술자에게는 가장유리하나 환자에게는 가장 불편감을 초래할 수 있다.

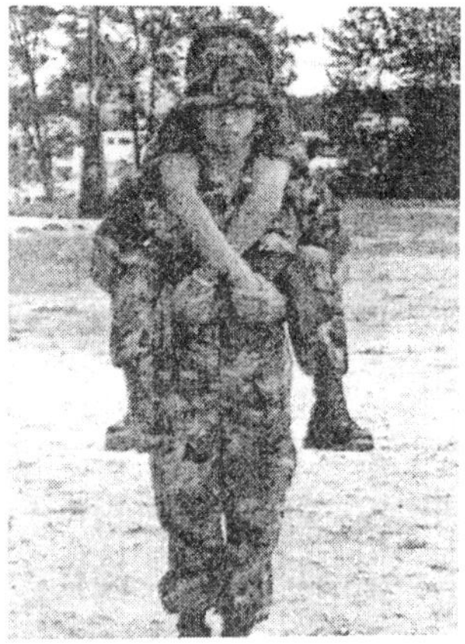
교차업기법

(가) 어깨법과 동일한 방법으로 일으켜 세운 뒤 환자를 술자의 등 뒤로 업고 일어선다.

(나) 술자의 좌측 손으로 환자의 우측 손목을 잡고 술자의 우측 손으로 환자의 좌측 손목을 잡고 운반 한다.

(8) 개인장구를 이용한 업기법

개인장구를 이용한 업기법에는 배낭끈을 이용한 방법과 권총요대를 이용하는 방법이 있다. 이 방법들은 비교적 장거리(300미터 이상) 운반에 용이하고, 환자의 의식유무에 관계없이 사용되며, 1인 도수운반법중 가장 좋은 방법중의 하나로써 의식이 있는 환자의 경우 술자의 양손은 무기 및 장비를 휴대하거나 장애물 통과시 자유롭게 사용할 수 있다. 술자에게는 배낭끈을 이용한 업기법이 가장 신속히 장거리를 운반할 수 있으나 환자에게는 배낭끈과 권총요대 결속 부분에 환자둔부가 접촉되어 약간의 불편감을 줄 수 있다. 반면 권총요대를 이용한 방법은 시간이 많이 걸리고 결속이 잘 풀려질 우려가 있으나 환자에게는 압박감이 없어 상황에 따라 융통성 있게 적용할 수 있다.

(가) 배낭끈 업기법

1) 환자의 의식이 있을 경우

가) 술자의 요대 결속부분을 풀고 모든 배낭끈을 느슨하게 한다.

나) 환자의 오른쪽 다리를 술자 등쪽 배낭끈과 요대 사이의 오른

쪽 빈공간으로 집어넣는다. 이때 술자는 환자가 쉽게 다리를 넣을 수 있도록 자세를 낮춘다.

다) 환자의 왼쪽 다리도 배낭끈과 요대 사이의 왼쪽 빈공간으로 집어넣는다.

라) 환자의 팔이 술자의 어깨에 걸치도록 하며, 술자의 등에 기대도록 한다.

마) 술자가 일어설시 앞으로 기울어진 편안한 자세로 한다.

바) 양손을 자유롭게 사용하며 임무를 지속한다.

2) 환자의 의식이 없을 경우

가) 환자의 배낭끈을 벗겨낸다.

나) 환자의 다리를 들어올려서 배낭끈과 요대로 만든 오른쪽 빈공간에 오른쪽 다리를 넣고, 왼쪽 빈공간에 왼쪽다리를 넣는다.

다) 배낭끈을 위로 올려서 요대가 환자의 허벅지까지 올라가도록 한다.

라) 환자의 다리사이에 눕고 배낭끈사이로 술자의 양손을 집어넣는다.

마) 부상당한 쪽의 팔을 잡고 부상당하지 않는 쪽으로 구른다.

바) 한쪽 무릎으로 일어서 후 기립자세를 취한다.

사) 일어서서 편안한 자세로 앞으로 기운 후 임무를 계속한다.

아) 의식이 없을 경우 환자의 양 손목을 삼각끈이나 다른 끈으로 묶고 임무를 지속한다.

(나) 권총요대 업기법

1) 술자는 권총요대 2개를 연결하여 연결부위가 환자의 견갑부와 둔부 중앙에 위치되도록 편다.

2) 환자의 등이 지면을 향하도록 눕힌 후 권총 요대를 환자의 양 옆구리 사이로 술자의 팔이 들어갈 수 있을 만큼 끄집어낸다.

3) 환자의 다리를 벌리고 그 사이에 환자와 같은 방향으로 누워 양쪽 권총요대의 빈 공간에 술자의 팔을 집어넣은 후 환자의

한 손을 잡고 다른 한 손은 환부쪽 다리를 잡는다.

4) 환자의 상처 반대쪽으로 굴러 환자가 술자의 등위로 오래 엎드린 다음 환자를 업고 일어설 준비를 한다.

5) 무릎자세로 일어선다. 이때 환자를 지지할 수 있도록 술자의 한쪽손을 무릎에 위치시키고 일어선다.

6) 술자는 양손을 자유롭게 사용할 수 있어 산악이나 험난한 지형에서 장애물을 개척할 수 있으며, 필요시 무기사용도 가능하다.

(9) 업치기법

이 방법은 환자의 무게가 술자의 등 위쪽에 남게 되므로 중간거리의 환자를 운반시키기 에 쉬운 방법중의 하나로써, 의식불명 환자에게 적용이 적합하며 업기법에서의 변형동작이 가능하다.

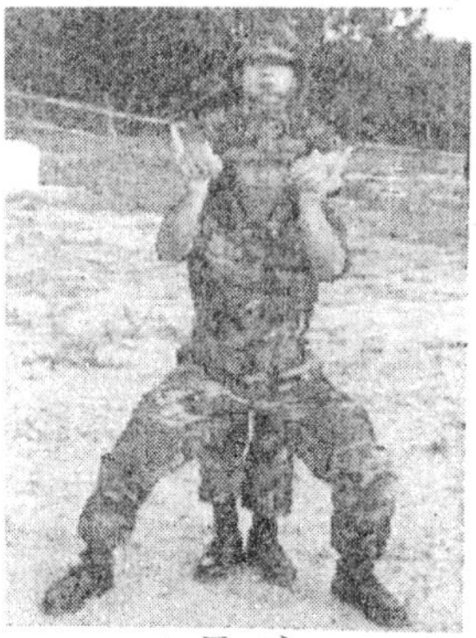
1 동 작

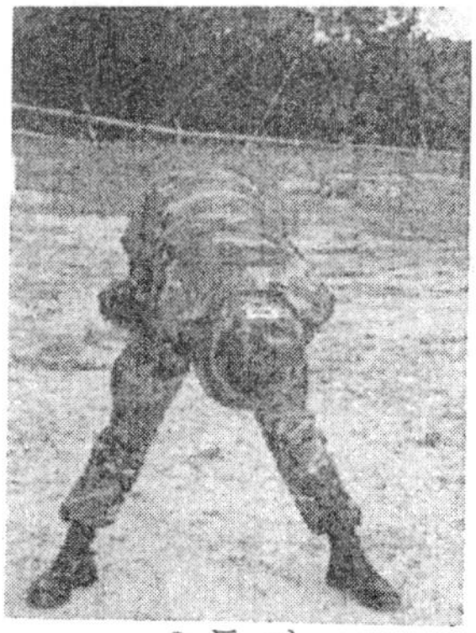
2 동 작

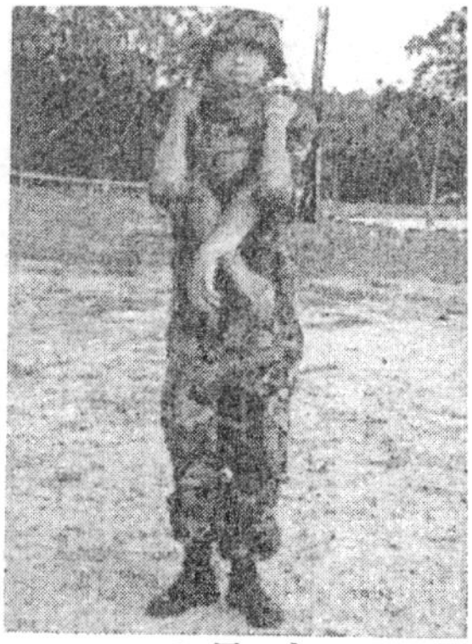
3 동 작

(가) 어깨법에서와 같이 환자를 일으켜 세운다.

(나) 술자의 한손으로 환자의 허리주위를 잡고 지지하면서 술자의 등이 환자의 앞쪽으로 향하도록 이동한다.

(다) 술자 둔부의 반동을 이용, 환자의 겨드랑이가 술자의 어깨위로 가게 한다.

(라) 술자는 앞쪽으로 몸을 숙여 환자의 체중이 최대한 등에 실릴 수 있도록 가능한 등 뒤쪽에 환자를 위치시킨다.

(마) 환자의 겨드랑이가 술자의 어깨위로 오게 하며 환자의 어깨부위를 양손으로 잡는다. (경우에 따라 환자의 손목을 잡고 운반할 수도 있다.)

(10) 권총요대 끌기법

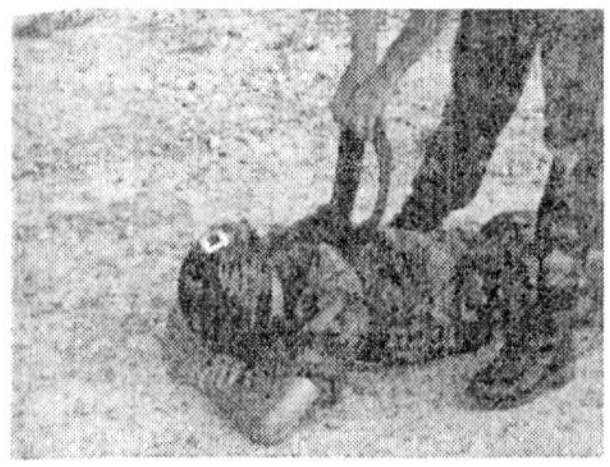

권총요대 끌기법 1동작

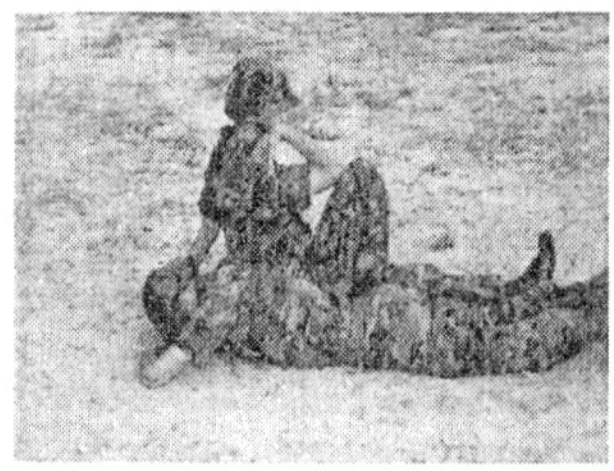

권총요대 끌기법 2동작

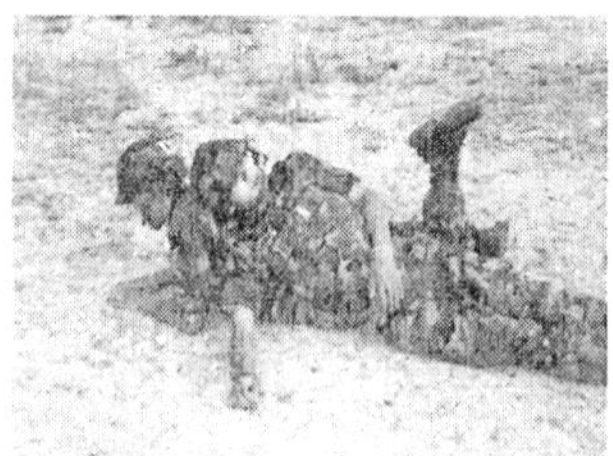

권총요대 끌기법 3동작

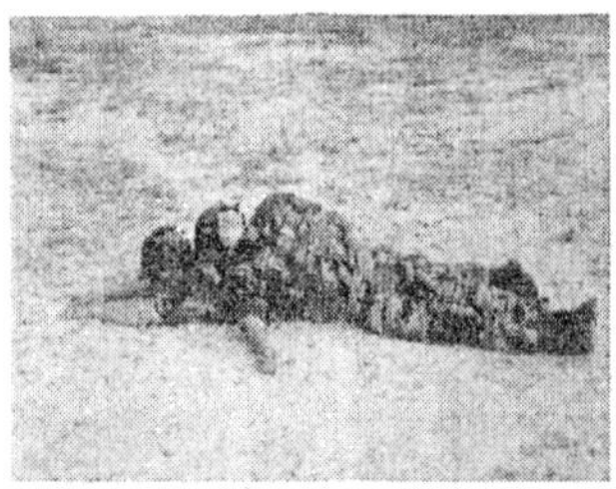

권총요대 끌기법 4동작

이 방법은 환자의 의식유무에 관계없이 사용되며 단거리(50m 이내)에 걸쳐 환자를 운반하는데 적용된다. 또한 이 방법은 어떤 운반법보다 환자 및 술자가 지면에 가깝게 밀착되기 때문에 적과 근접시나 철조망지대에서 환자운반에 적합하다.

(가) 두 개의 권총요대나 이와 유사한 재료를 최대한의 길이로 늘려 서로 연결 시킨후 환자의 흉부를 거쳐 겨드랑이 밑으로 통과시킨다. 그 다음 남은 부분의 요대를 교차시켜 8자 모양의 고리를 만든다.

(나) 환자 옆쪽에서 술자의 등이 환자를 향하게 옆으로 누운 후 술자의 팔과 어깨를 통하여 고리를 끼우고, 뒤집을 자세를 취한다.

(다) 반동을 주어 환자를 뒤집는다. 이때. 환자에게 가까운 쪽 발을 들어 환자의 하체가 술자 둔부를 넘어가지 않게 한다.

(라) 환자의 안면이 하늘 방향으로 향하게 하고, 술자는 낮은 포복자세로 전진하면서 환자를 운반한다.

(11) 목 끌기법

이 방법은 술자가 낮은 둑이나 작은 관목숲, 차량 하부 및 배수관을 통과할 때, 기어서 환자를 운반 할 수 있기 때문에 적과 접촉중인 전투위험지역에서 유용하게 사용된다. 환자의 머리는 지상으로부터 보호되어야하며, 팔이 골절된 환자에게는 적용이 불가능하다. 만약 의식이 없는 환자인 경우에 환자의 양손을 삼각끈 등을 이용하여 양손목을 묶고 술자의 목에 위치시킨 후 기어서 운반한다. 환자가 의식이 있다면 술자의 목 주위를 양손으로 감싸 깍지를 끼도록 한다.

(가) 환자의 안면이 하늘을 향하도록 눕힌 다음 환자의 양손목을 함께 묶은 후 환자의 가슴위에 양 다리를 벌려 양무릎을 굽히고 앉는다.

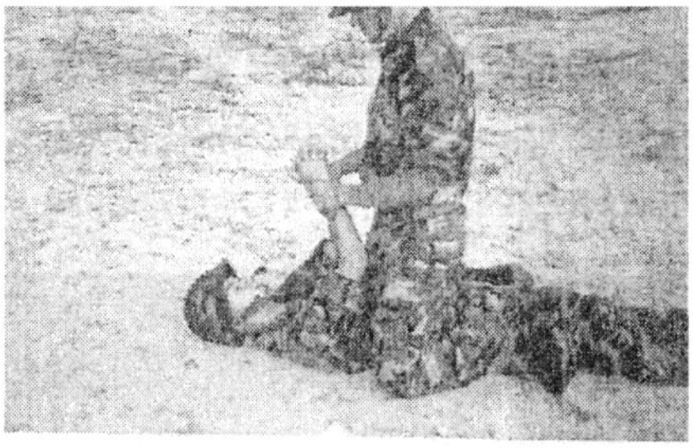

목끌기법 1동작

(나) 술자의 목주위에 환자의 묶어진 양손목을 고리형태로 걸친 후 환자를 끌면서 앞으로 기어간다. 이때 환자의 머리가 지면에 끌리게 되면 이동이 제한되므로 끌리지 않게 주의한다.

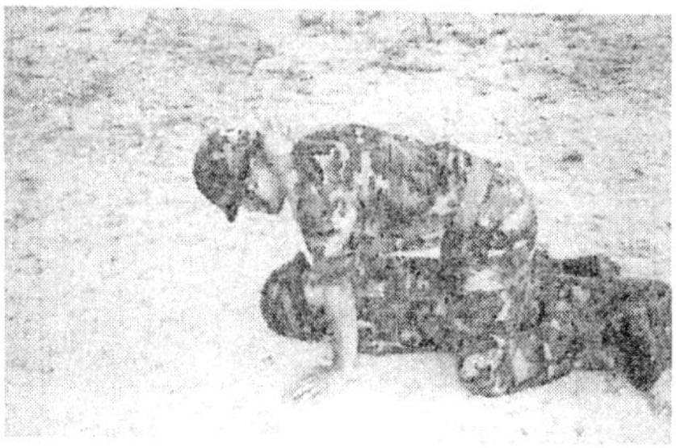

목끌기법 2동작

(12) 계단 끌기법

이 방법은 환자를 계단 위 또는 아래로 운반시키는데 효과적인 방법으로써 의식이 없는 환자에게 적용되며 척추, 경추, 또는 흉부손상 환자에게 적용해서는 안된다.

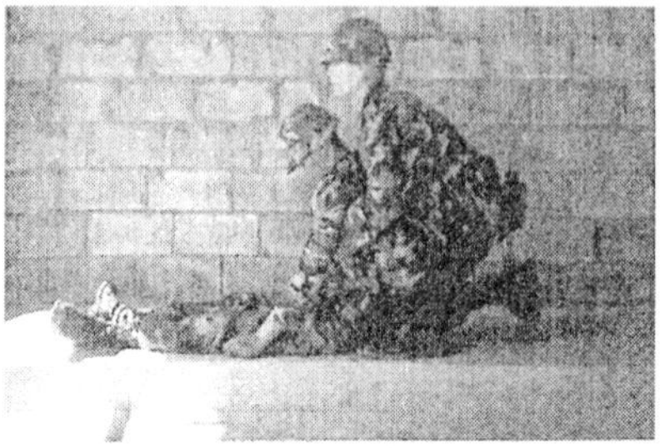

계단끌기법 1동작

(가) 환자의 안면이 하늘을 향하게 눕힌 후 술자는 환자 머리쪽에 무릎을 꿇고 앉은 뒤 술자는 반쯤 상체를 일으켜 세운 후 양손바닥을 위로하여 환자의양어깨 밑으로 밀어 넣어 환자의 겨드랑이 아랫부분을 견고하게 잡는다.

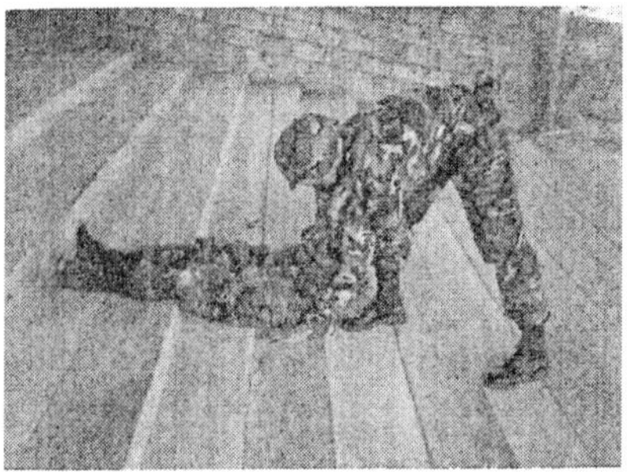

계단끌기법 2동작

(나) 술자는 뒤쪽으로 계단을 내려오면서 환자의 머리와 몸체를 지지하고, 환자의 둔부와 다리가 계단을 타고 내려올 수 있도록 한다.

사. 2인 도수 운반법

2인 도수운반법은 언제든지 사용할 수 있다. 이 운반법은 1인 도수운반법보다 환자를 보다 안락하게 하고 상처의 악화 위험성을 감소시키며, 술자의 피로를 덜게 함으로써 비교적 장거리를 운반할 수 있다.

(1) 2인 부축법

2인 부축법은 의식, 무의식 환자에게 공히 적용되며 팔, 어깨손상 환자에게 적용해서는 안된다.

(가) 환자가 술자보다 키가 클 경우 시행할 수 있는 방법으로 양술자는 환자의 무릎사이로 손을 넣어 환자를 지면에서 들어 운반하는 방법이다.

1) 1술자는 1인 도수운반법과 동일한 요령으로 환자를 일으켜 세운후 환자의 좌측으로 나가면서 좌측 손목을 잡아 술자의 목으로 넘겨 잡는다.

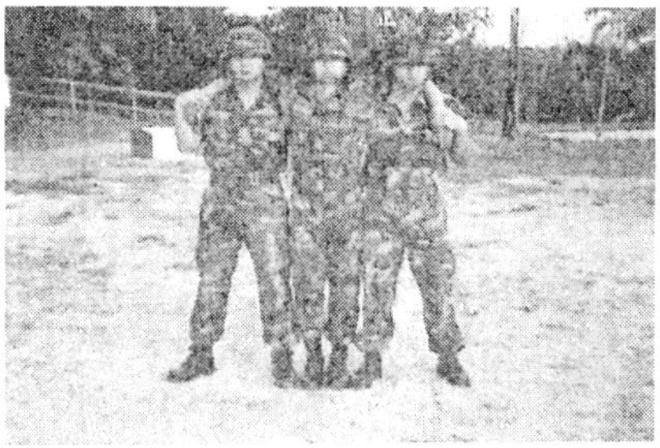

2인부축법 1동작

2) 2술자는 환자의 우측으로 나가면서 우측손으로 환자의 우측손목을 잡아 환자의 팔을 술자의 목으로 넘긴다. 이때 제1술자는 우수로 환자의 우측요대부분을 잡고, 제2술자는 좌수로 환자의 좌측요대부분을 잡는다.

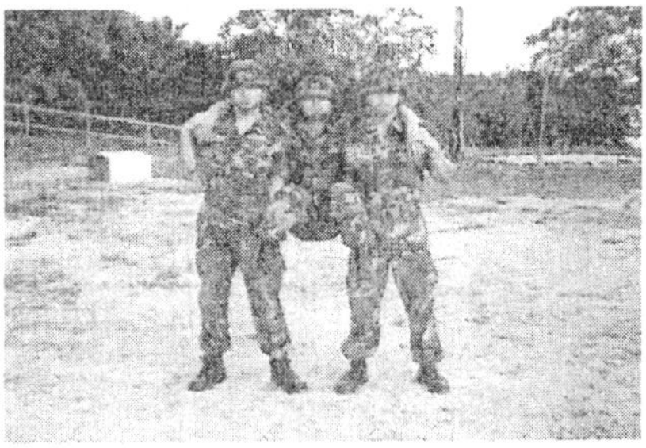

2인부축법 2동작

3) 1, 2술자는 각각 환자의 무릎사이로 우, 좌측팔을 넣어 환자를 들어 올려 운반한다.

(나) 술자가 환자보다 키가 크거나 같을 경우 시행할 수 있는 방법으로 환자를 가볍게 부축하여 운반하는 방법이다.

1) 1, 2술자는 환자의 좌, 우측 요대를 각각 잡고 운반한다. 운반시 1술자의 안쪽발과 2술자의 오른쪽발이 먼저 나가고 그 다음 각술자의 발이 환자의 발을 부축하고 양술자의 손으로 환자를 가볍게 들어 운반한다.

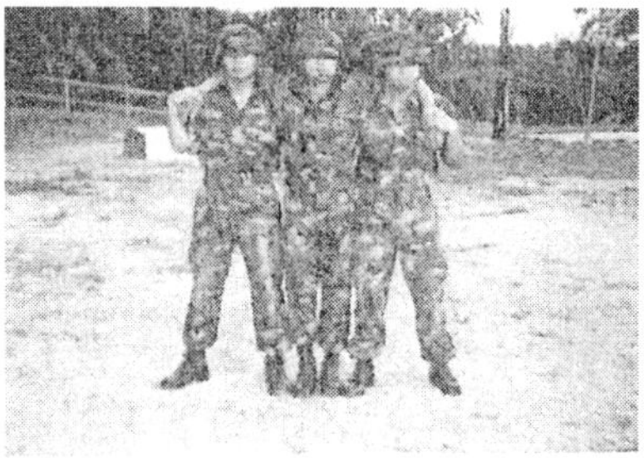

2인부축법(술자가 큰 경우)

(2) 2인 받들기법

이 방법은 환자의 의식유무와 관계없이 적용되며, 들것이나 다른 운반도구에 환자를 눕히는데 적당한 방법이다. 피로를 줄이기 위해 술자는 가급적 환자를 높이 들고, 흉부쪽에 가깝게 밀착시킨다. 척추부목을 사용할 수 없는 상황하에서 이 운반법은 척추 부상자의 운반에 가장 안전한 방법 중의 하나이다. 환자의 머리와 다리를 지지하기 위해서는 두명의 추가적인 술자가 필요하다.

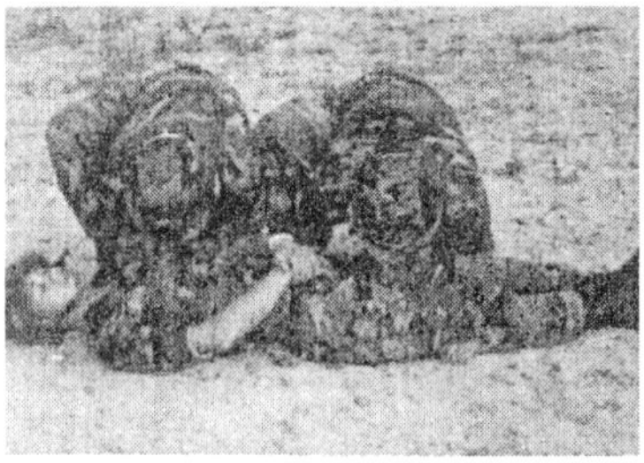

2인 받들기법 1동작

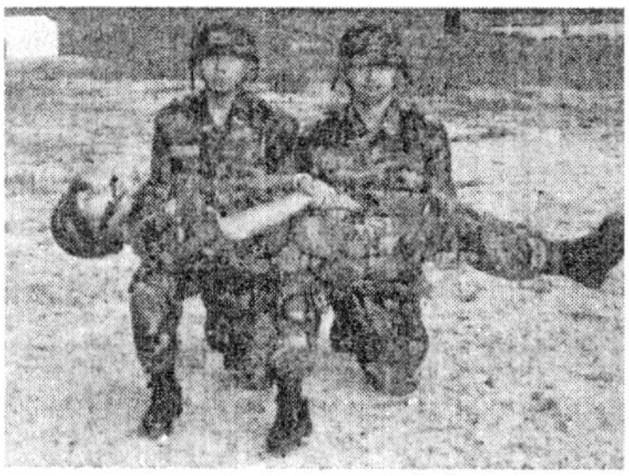

2인 받들기법 2동작

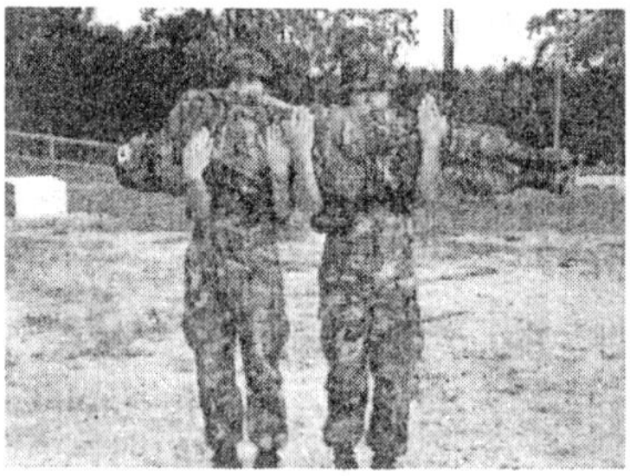

2인 들기법 3동작

(가) 2명의 술자가 환자의 한쪽 측면에 무릎을 꿇고 앉는다. 환자의 양손을 복부에 모아준 후 제 1술자는 등, 허리 부분을, 제 2술자는 둔부 및 무릎 밑으로 손을 밀어 넣는다.

(나) 2명의 술자는 환자를 들어 올리면서 한쪽 무릎을 꿇은 자세로 환자를 받친다.

(다) 2명의술자는 일어서면서 환자를 가슴높이까지 들어올려 환자의 안면이 술자와 마주볼 수 있도록 돌려 안는다. 이때 술자의 한쪽 팔로 환자의 목을 감싸서는 안되며, 양술자의 어깨는 최대한 밀착시키고 손바닥은 부채살 모양으로 펴며, 피로를 줄이기 위해 환자를 높이들어올려 운반한다.

(3) 2인 안장법

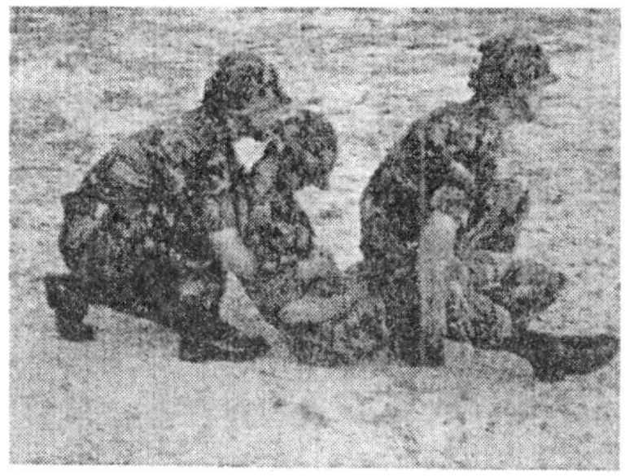

2인 안장법 1동작

이 방법은 환자의식유무에 관계 없이 적용되며, 장거리(300m 이상)에 걸쳐 환자를 운반하는데 유용한 운반법이다. 이때 2명의 술자중 키가 큰 술자가 환자의 머리쪽에 위치한다.

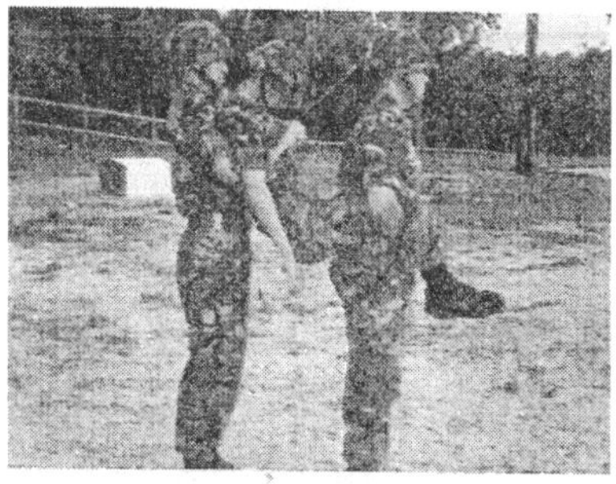

2인 안장법 2동작

(가) 제 1술자는 환자를 반듯하게 눕혀놓고 환자의 두부측에서 어깨부위를 잡고 상체를 일으켜 세운후, 환자의 등위에서 좌(우)측 무릎을 세우고, 환자의 겨드랑이 사이로 양팔을 넣어 환자의 흉부에서 깍지를 끼고, 제 2술자는 환자의 양측 다리를 벌리고 그 사이에 들어가 한쪽 무릎을 꿇고 한쪽 무릎을 세워 환자의 무릎부위로 양손을 넣는다.

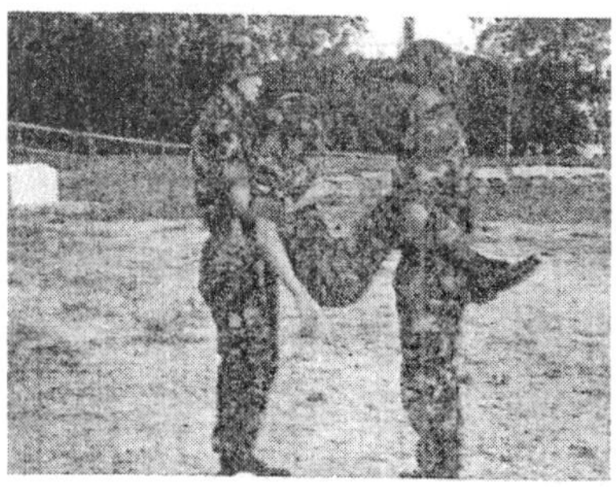

2인 안장법(대안법)

(나) 제 1술자는 환자를 전방으로 밀면서 제 2술자와 호흡을 맞춰 환자를 최대한 편안하게 들고 일어선다.

(다) 안장법의 대안적인 방법으로 2술자가 뒤로돌아 마주보며 운반할 수 있어 환자의 상태를 관찰하면서 운반할 수 있다.

(4) 변형된 안장법

환자를 위험한 장소에서 긴급히 운반할 때 적합하다.

(가) 제 1술자는 등뒤에서 안장법과 동일한 자세를 유지하고 제 2술자는 환자의 측면 무릎부위를 감싸안으며 일어선다.

(나) 환자를 안고 일어서서 전진하며 운반한다. 이때 환자의 무개중심이 1술자에게 많이 가해지므로 비교적 단거리를 운반하는데 적합하다.

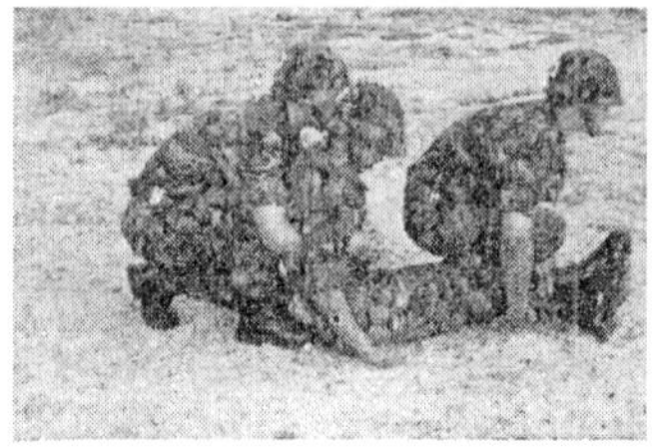
변형된 안장법 1동작

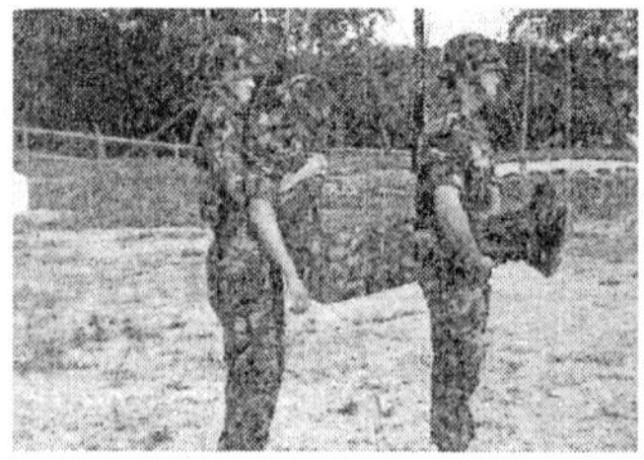
변형된 안장법 2동작

(5) 가마 타기법

이 방법은 의식이 있는 환자에게만 적용된다. 왜냐하면 환자는 양술자의 양어깨를 안음으로써 자신의 지탱해야 하기 때문이다. 이 운반법은 특히 중간거리(50~300m)에 거쳐 두부 및 다리 부상 환자를 비교적 편안하게 운반할 때 유용한 방법이다.

(가) 2명의 술자는 각자 좌측손으로 우측손목을 잡고 우측손으로 다른 술자의 좌측 손목을 잡고 가마형태를 만든다.

(나) 2명의 술자는 가마위에 환자가 앉을 수 있도록 충분히 낮춘 후 환자로 하여금 술자의 어깨부위를 감싸 않아 지지케 한

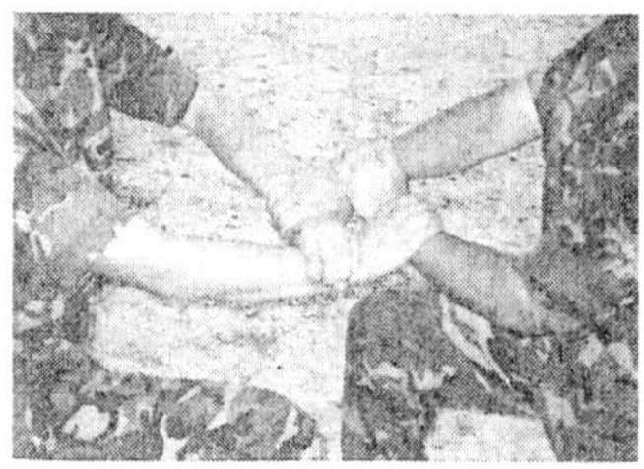
가마타기법 1동작

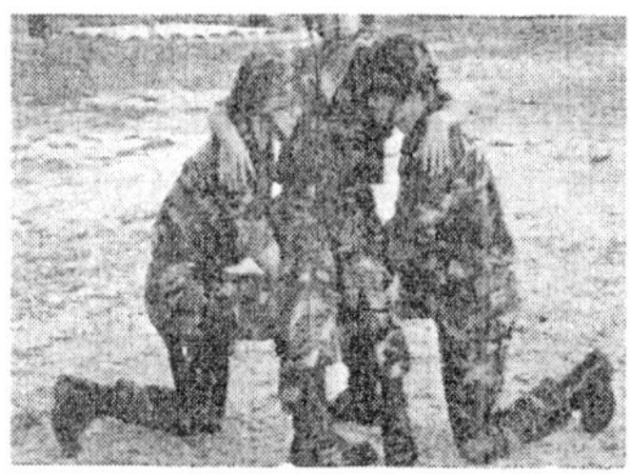
가마타기법 2동작

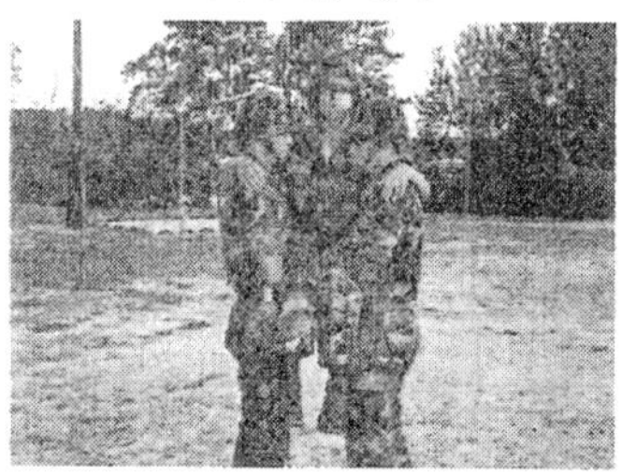
가마타기법 3동작

후 곧바로 일어선다.

(다) 2명의 술자는 환자를 지지케 한 후 일어서서 몸을 진행방향으로 돌려서 환자를 편안하게 운반한다.

(6) 2인 안기법

이 방법은 환자가 의식이 있거나 의식불명인 경우 또는 가마타기법으로 운반중 의식을 잃었을 때 신속하게 이 방법으로 변형하여 사용할 수 있으며, 들것에 환자를 위치시키는데 사용되고 비교적 단거리(50m 이내)에 걸쳐 환자를 운반할 때 사용되며, 척추, 경추 손상환자에게는 적용하지 않는다.

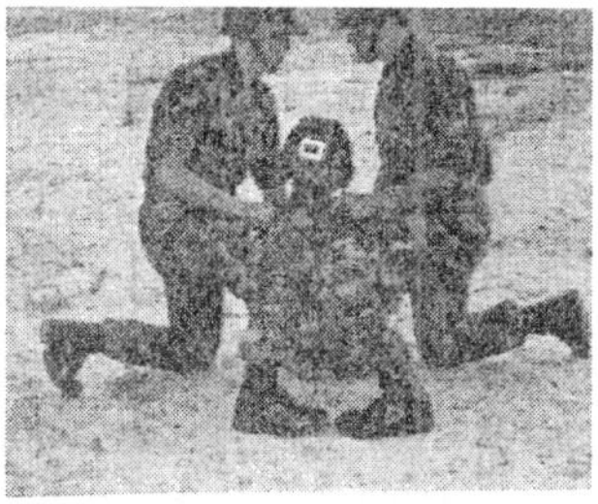

2인 안기법 1동작

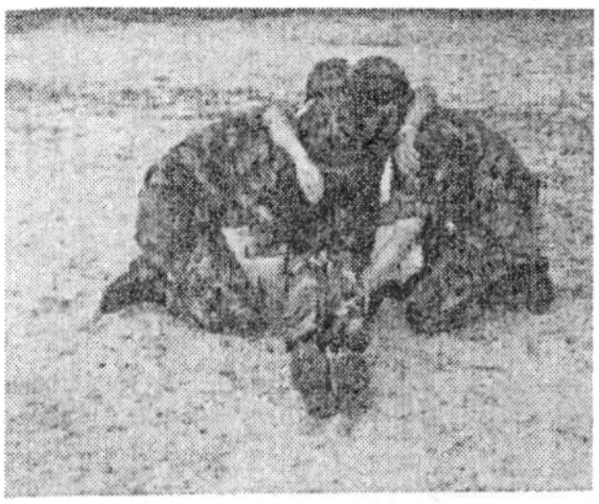

2인 안기법 2동작

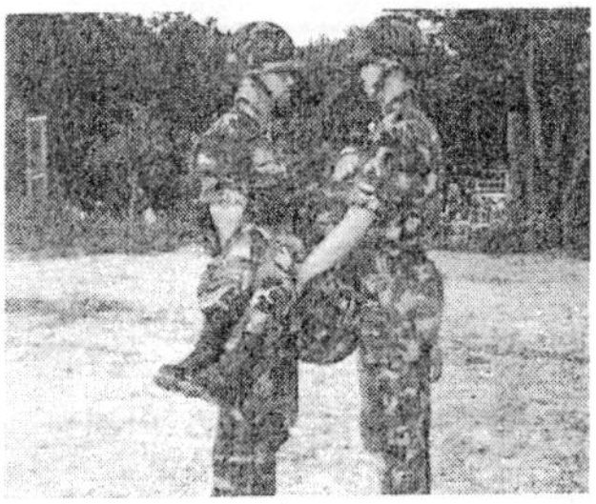

2인 안기법 3동작

(가) 2명의 술자는 각각 환자의 양족 측면에 무릎을 꿇고 앉아서 환자의 상체를 일으켜 세운다. 이때 양술자의 무릎으로 환자의 등을 받친다.

(나) 양팔을 환자의 등뒤와 대퇴부사이로 접어 넣은 후 각각 다른 술자의 손목을 잡는다.

(다) 양 술자는 환자를 들고 일어선다. 이때 환자의 양팔이 술자 팔을 넘어 걸칠 수 있도록 해야 한다.

2. 들것 운반법

가. 들것 운반

들것으로 발생한 환자를 차량 및 헬기 착륙지점까지 운반하는 것이다.

나. 즉제 들것

(1) 봉과 모포

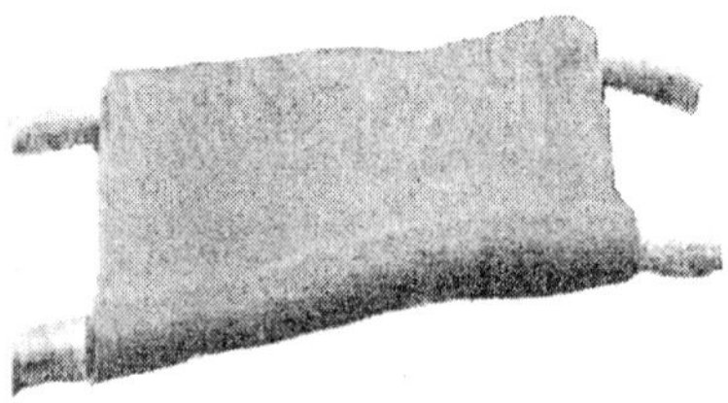

1/2 접기

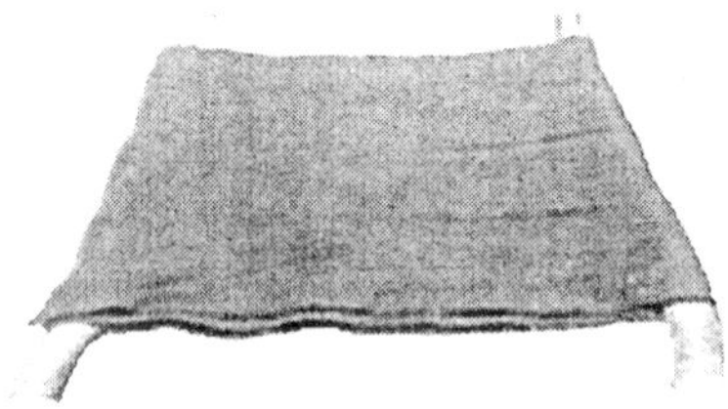

1/3 접기

(2) 봉과 야전상의

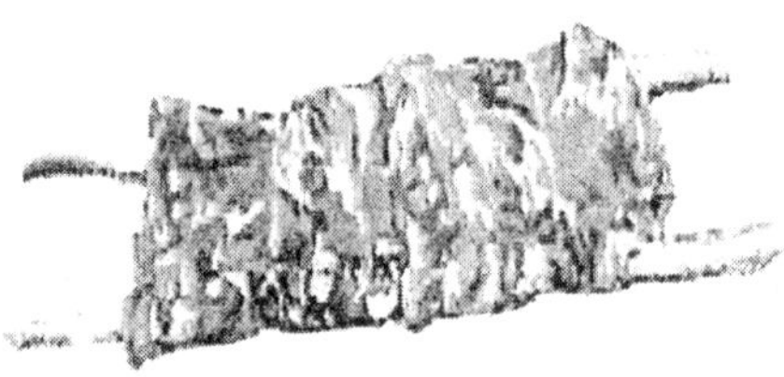

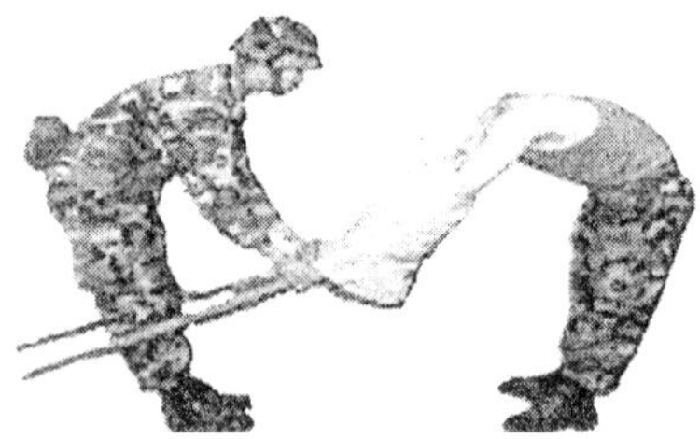

(3) 모포 들것

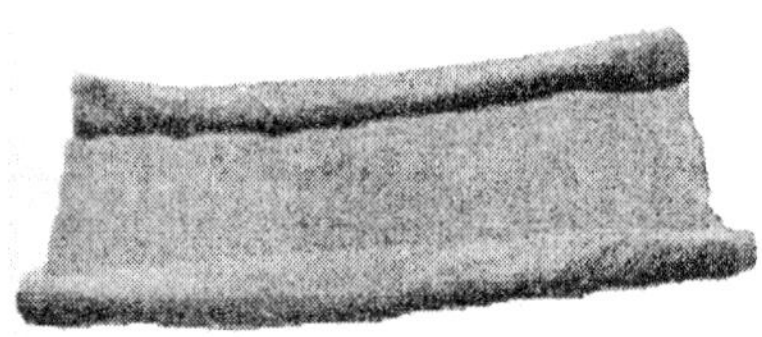

모포 들것

(4) 봉과 마대

마대 들것

(5) 로프 들것(넝쿨)

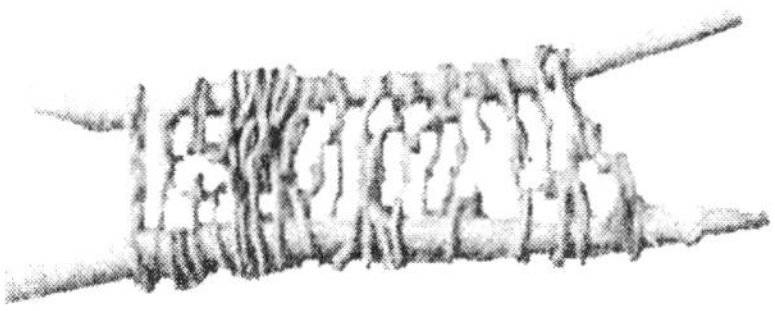

로프 들것

(6) 삼각건 들것

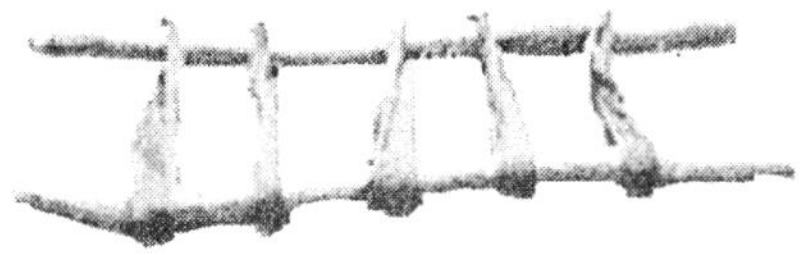

삼각건 들것

(7) 문짝 및 판자

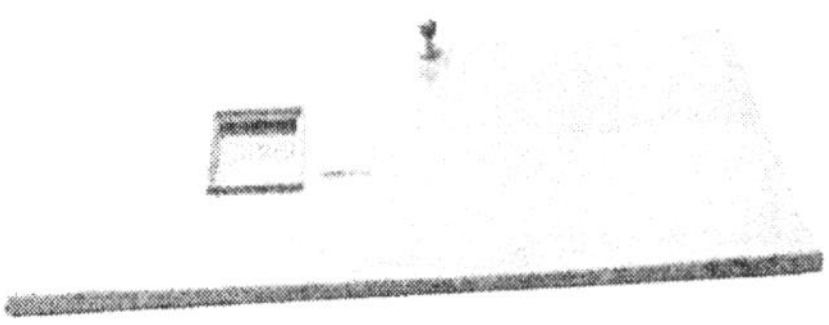

문짝 들것

(8) 의자

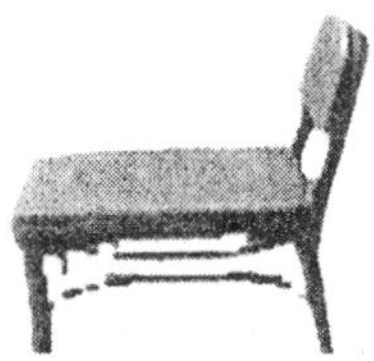

의자 들것

다. 들것운반 요령

(1) 평지에서 이동시

환자의 뒷쪽에 있는 운반자가 환자상태를 감시할 수 있도록 이동시에는 환자 다리방향으로 이동한다.

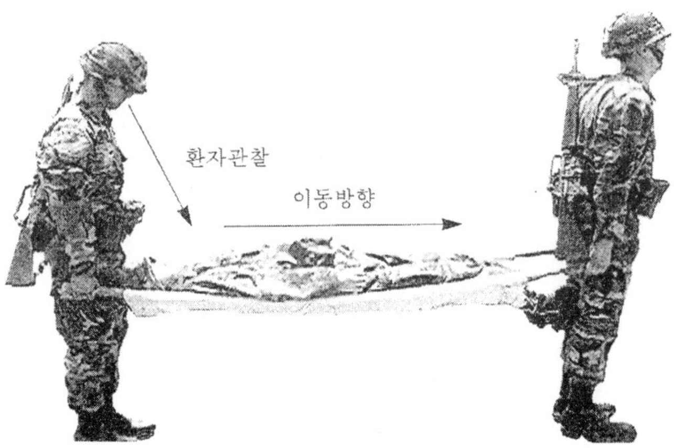

(2) 경사지에서 이동시

가) 경사지에서 운반시 들것은 항상 수평을 유지해야 한다.

나) 수평유지가 제한될 경우에는 환자가 떨어져 머리부분의 부상을 방지하기 위해 후송시 항상 환자의 머리를 위쪽에 두고 이동한다.

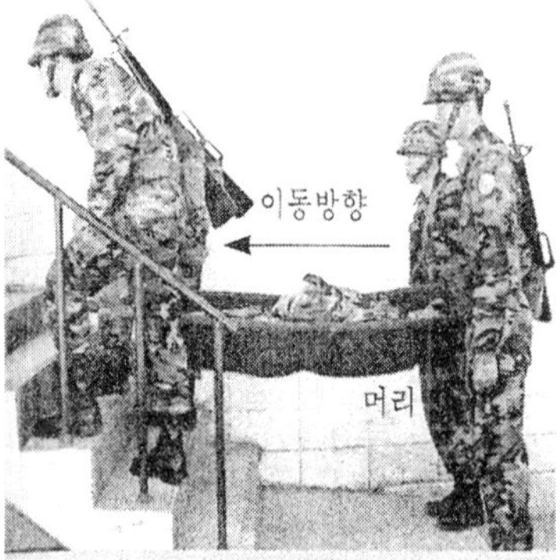

오르막길

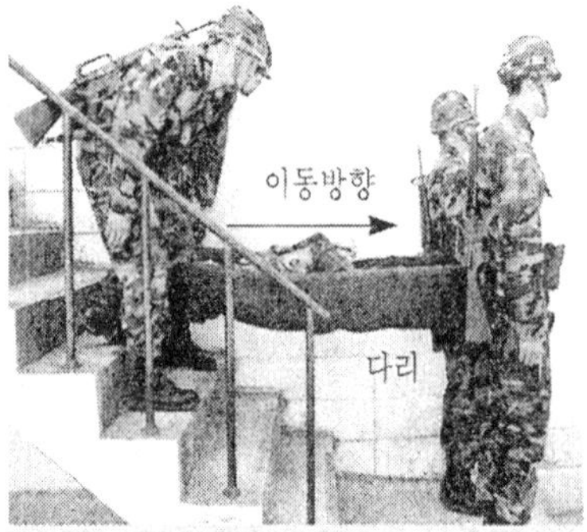

내리막길

※ 환자 운반은 이렇게!

- 가능한 한 세심하고 부드럽게 환자를 다루어야 된다.
- 뒤에 위치한 들것 병은 앞의 들것 병을 주시하고 견고하고 용이한 움직임이 될 수 있도록 보조를 맞추어야 된다.
- 들것은 가능한 한 수평을 유지하며 특히 개울이나 장애물 통과시는 반드시 수평유지를 해야 된다.
- 환자를 들것에 싣거나 운반할 때는 반드시 2인 이상의 운반자에 의해서 운반해야 된다.

부 록

부 록

[부록1] 응급의료에 관한 법률(법률 제19124호)
[부록2] 응급구조사 자격시험
[부록3] 응급처치 관련 용어해설
[부록4] Learning&Teaching 시나리오

부록1 응급의료에 관한 법률(법률 제19124호)

[시행 2022. 12. 27.] [법률 제19124호, 2022. 12. 27., 일부개정]

보건복지부(응급의료과) 044-202-2558
보건복지부(재난의료과 - 자동심장충격기(AED), 응급구조사, 구급차, 재난의료 등) 044-202-2641

제1장 총칙 〈개정 2011. 8. 4.〉

제1조(목적) 이 법은 국민들이 응급상황에서 신속하고 적절한 응급의료를 받을 수 있도록 응급의료에 관한 국민의 권리와 의무, 국가·지방자치단체의 책임, 응급의료제공자의 책임과 권리를 정하고 응급의료자원의 효율적 관리에 필요한 사항을 규정함으로써 응급환자의 생명과 건강을 보호하고 국민의료를 적정하게 함을 목적으로 한다.
[전문개정 2011. 8. 4.]

제2조(정의) 이 법에서 사용하는 용어의 뜻은 다음과 같다. 〈개정 2015. 1. 28., 2021. 12. 21.〉

1. "응급환자"란 질병, 분만, 각종 사고 및 재해로 인한 부상이나 그 밖의 위급한 상태로 인하여 즉시 필요한 응급처치를 받지 아니하면 생명을 보존할 수 없거나 심신에 중대한 위해(危害)가 발생할 가능성이 있는 환자 또는 이에 준하는 사람으로서 보건복지부령으로 정하는 사람을 말한다.
2. "응급의료"란 응급환자가 발생한 때부터 생명의 위험에서 회복되거나 심신상의 중대한 위해가 제거되기까지의 과정에서 응급환자를 위하여 하는 상담·구조(救助)·이송·응급처치 및 진료 등의 조치를 말한다.
3. "응급처치"란 응급의료행위의 하나로서 응급환자의 기도를 확보하고 심장박동의 회복, 그 밖에 생명의 위험이나 증상의 현저한 악화를 방지하기 위하여 긴급히 필요로 하는 처치를 말한다.

4. "응급의료종사자"란 관계 법령에서 정하는 바에 따라 취득한 면허 또는 자격의 범위에서 응급환자에 대한 응급의료를 제공하는 의료인과 응급구조사를 말한다.
5. "응급의료기관"이란 「의료법」 제3조에 따른 의료기관 중에서 이 법에 따라 지정된 권역응급의료센터, 전문응급의료센터, 지역응급의료센터 및 지역응급의료기관을 말한다.
6. "구급차등"이란 응급환자의 이송 등 응급의료의 목적에 이용되는 자동차, 선박 및 항공기 등의 이송수단을 말한다.
7. "응급의료기관등"이란 응급의료기관, 구급차등의 운용자 및 응급의료지원센터를 말한다.
8. "응급환자이송업"이란 구급차등을 이용하여 응급환자 등을 이송하는 업(業)을 말한다.

[전문개정 2011. 8. 4.]

제2장 국민의 권리와 의무 〈개정 2011. 8. 4.〉

제3조(응급의료를 받을 권리) 모든 국민은 성별, 나이, 민족, 종교, 사회적 신분 또는 경제적 사정 등을 이유로 차별받지 아니하고 응급의료를 받을 권리를 가진다. 국내에 체류하고 있는 외국인도 또한 같다.

[전문개정 2011. 8. 4.]

제4조(응급의료에 관한 알 권리) ① 모든 국민은 응급상황에서의 응급처치 요령, 응급의료기관등의 안내 등 기본적인 대응방법을 알 권리가 있으며, 국가와 지방자치단체는 그에 대한 교육·홍보 등 필요한 조치를 마련하여야 한다.

② 모든 국민은 국가나 지방자치단체의 응급의료에 대한 시책에 대하여 알 권리를 가진다.

[전문개정 2011. 8. 4.]

제5조(응급환자에 대한 신고 및 협조 의무) ① 누구든지 응급환자를 발견하면 즉시 응급의료기관등에 신고하여야 한다.

② 응급의료종사자가 응급의료를 위하여 필요한 협조를 요청하면 누구든지 적극 협조하여야 한다.

[전문개정 2011. 8. 4.]

제5조의2(선의의 응급의료에 대한 면책) 생명이 위급한 응급환자에게 다음 각 호의

어느 하나에 해당하는 응급의료 또는 응급처치를 제공하여 발생한 재산상 손해와 사상(死傷)에 대하여 고의 또는 중대한 과실이 없는 경우 그 행위자는 민사책임과 상해(傷害)에 대한 형사책임을 지지 아니하며 사망에 대한 형사책임은 감면한다. 〈개정 2011. 3. 8., 2011. 8. 4.〉

1. 다음 각 목의 어느 하나에 해당하지 아니하는 자가 한 응급처치
   가. 응급의료종사자
   나. 「선원법」 제86조에 따른 선박의 응급처치 담당자, 「119구조 · 구급에 관한 법률」제10조에 따른 구급대 등 다른 법령에 따라 응급처치 제공의무를 가진 자
2. 응급의료종사자가 업무수행 중이 아닌 때 본인이 받은 면허 또는 자격의 범위에서 한 응급의료
3. 제1호나목에 따른 응급처치 제공의무를 가진 자가 업무수행 중이 아닌 때에 한 응급처치

   [전문개정 2011. 8. 4.]

제3장 응급의료종사자의 권리와 의무 〈개정 2011. 8. 4.〉

제6조(응급의료의 거부금지 등) ① 응급의료기관등에서 근무하는 응급의료종사자는 응급환자를 항상 진료할 수 있도록 응급의료업무에 성실히 종사하여야 한다.

② 응급의료종사자는 업무 중에 응급의료를 요청받거나 응급환자를 발견하면 즉시 응급의료를 하여야 하며 정당한 사유 없이 이를 거부하거나 기피하지 못한다.

[전문개정 2011. 8. 4.]

제7조(응급환자가 아닌 사람에 대한 조치) ① 의료인은 응급환자가 아닌 사람을 응급실이 아닌 의료시설에 진료를 의뢰하거나 다른 의료기관에 이송할 수 있다.

② 진료의뢰 · 환자이송의 기준 및 절차 등에 관하여 필요한 사항은 대통령령으로 정한다.

[전문개정 2011. 8. 4.]

제8조(응급환자에 대한 우선 응급의료 등) ① 응급의료종사자는 응급환자에 대하여는 다른 환자보다 우선하여 상담 · 구조 및 응급처치를 하고 진료를 위하여 필요한 최선의 조치를 하여야 한다.

② 응급의료종사자는 응급환자가 2명 이상이면 의학적 판단에 따라 더 위급한 환자부터 응급의료를 실시하여야 한다.

[전문개정 2011. 8. 4.]

제9조(응급의료의 설명 · 동의) ① 응급의료종사자는 다음 각 호의 어느 하나에 해당하는 경우를 제외하고는 응급환자에게 응급의료에 관하여 설명하고 그 동의를 받아야 한다.

1. 응급환자가 의사결정능력이 없는 경우
2. 설명 및 동의 절차로 인하여 응급의료가 지체되면 환자의 생명이 위험하여지거나 심신상의 중대한 장애를 가져오는 경우

② 응급의료종사자는 응급환자가 의사결정능력이 없는 경우 법정대리인이 동행하였을 때에는 그 법정대리인에게 응급의료에 관하여 설명하고 그 동의를 받아야 하며, 법정대리인이 동행하지 아니한 경우에는 동행한 사람에게 설명한 후 응급처치를 하고 의사의 의학적 판단에 따라 응급진료를 할 수 있다.

③ 응급의료에 관한 설명 · 동의의 내용 및 절차 등에 관하여 필요한 사항은 보건복지부령으로 정한다.

[전문개정 2011. 8. 4.]

제10조(응급의료 중단의 금지) 응급의료종사자는 정당한 사유가 없으면 응급환자에 대한 응급의료를 중단하여서는 아니 된다.

[전문개정 2011. 8. 4.]

제11조(응급환자의 이송) ① 의료인은 해당 의료기관의 능력으로는 응급환자에 대하여 적절한 응급의료를 할 수 없다고 판단한 경우에는 지체 없이 그 환자를 적절한 응급의료가 가능한 다른 의료기관으로 이송하여야 한다.

② 의료기관의 장은 제1항에 따라 응급환자를 이송할 때에는 응급환자의 안전한 이송에 필요한 의료기구와 인력을 제공하여야 하며, 응급환자를 이송받는 의료기관에 진료에 필요한 의무기록(醫務記錄)을 제공하여야 한다.

③ 의료기관의 장은 이송에 든 비용을 환자에게 청구할 수 있다.

④ 응급환자의 이송절차, 의무기록의 이송 및 비용의 청구 등에 필요한 사항은 보건복지부령으로 정한다.

[전문개정 2011. 8. 4.]

제12조(응급의료 등의 방해 금지) 누구든지 응급의료종사자(「의료기사 등에 관한 법률」 제2조에 따른 의료기사와 「의료법」 제80조에 따른 간호조무사를 포함한다)와 구급차등의 응급환자에 대한 구조 · 이송 · 응급처치 또는 진료를 폭행, 협박, 위계

(僞計), 위력(威力), 그 밖의 방법으로 방해하거나 의료기관 등의 응급의료를 위한 의료용 시설 · 기재(機材) · 의약품 또는 그 밖의 기물(器物)을 파괴 · 손상하거나 점거하여서는 아니 된다. 〈개정 2012. 5. 14., 2020. 12. 29.〉

[전문개정 2011. 8. 4.]

제4장 국가 및 지방자치단체의 책임 〈개정 2011. 8. 4.〉

제13조(응급의료의 제공) 국가 및 지방자치단체는 응급환자의 보호, 응급의료기관등의 지원 및 설치 · 운영, 응급의료종사자의 양성, 응급이송수단의 확보 등 응급의료를 제공하기 위한 시책을 마련하고 시행하여야 한다.

[전문개정 2011. 8. 4.]

제13조의2(응급의료기본계획 및 연차별 시행계획) ① 보건복지부장관은 제13조에 따른 업무를 수행하기 위하여 제13조의5에 따른 중앙응급의료위원회의 심의를 거쳐 응급의료기본계획(이하 "기본계획"이라 한다)을 5년마다 수립하여야 한다.

② 기본계획은 「공공보건의료에 관한 법률」 제4조에 따른 공공보건의료 기본계획과 연계하여 수립하여야 하며, 다음 각 호의 사항을 포함하여야 한다.
〈개정 2021. 12. 21.〉

1. 국민의 안전한 생활환경 조성을 위한 다음 각 목의 사항
   가. 국민에 대한 응급처치 및 응급의료 교육 · 홍보 계획
   나. 생활환경 속의 응급의료 인프라 확충 계획
   다. 응급의료의 평등한 수혜를 위한 계획
2. 응급의료의 효과적인 제공을 위한 다음 각 목의 사항
   가. 민간 이송자원의 육성 및 이송체계의 개선 계획
   나. 응급의료기관에 대한 평가 · 지원 및 육성 계획
   다. 응급의료 인력의 공급 및 육성 계획
   라. 응급의료정보통신체계의 구축 · 운영 계획
   마. 응급의료의 질적 수준 개선을 위한 계획
   바. 재난 등으로 다수의 환자 발생 시 응급의료 대비 · 대응 계획
3. 기본계획의 효과적 달성을 위한 다음 각 목의 사항
   가. 기본계획의 달성목표 및 그 추진방향
   나. 응급의료제도 및 운영체계에 대한 평가 및 개선방향

다. 응급의료재정의 조달 및 운용

라. 기본계획 시행을 위한 중앙행정기관의 협조 사항

③ 보건복지부장관은 기본계획을 확정한 때에는 지체 없이 이를 관계 중앙행정기관의 장과 특별시장·광역시장·특별자치시장·도지사·특별자치도지사(이하 "시·도지사"라 한다)에게 통보하여야 한다. 〈개정 2015. 1. 28.〉

④ 보건복지부장관은 보건의료 시책상 필요한 경우 제13조의5에 따른 중앙응급의료위원회의 심의를 거쳐 기본계획을 변경할 수 있다.

⑤ 보건복지부장관은 대통령령으로 정하는 바에 따라 기본계획에 따른 연차별 시행계획을 수립하여야 한다.

[전문개정 2011. 8. 4.]

제13조의3(지역응급의료시행계획) ① 시·도지사는 기본계획에 따라 매년 지역응급의료시행계획을 수립하여 시행하여야 한다.

② 지역응급의료시행계획은 제13조의2에 따른 기본계획의 지역 내 시행을 위하여 각 시·도의 상황에 맞게 수립하되, 다음 각 호의 사항을 포함하여야 한다. 〈신설 2021. 12. 21.〉

1. 응급환자 발생 현황, 응급의료 제공 현황 등 지역응급의료 현황
2. 지역 내 응급의료 자원조사 등을 통한 지역응급의료 이송체계 마련
3. 응급의료의 효과적 제공을 위한 지역응급의료 주요 사업 추진계획 수립 및 실적 관리
4. 응급의료정책 추진을 위한 인력·조직 등의 기반 마련 및 지역 내 응급의료기관 간 협력체계 구축
5. 그 밖에 시·도지사가 기본계획의 시행 및 응급의료 발전을 위하여 필요하다고 인정하는 사항

③ 보건복지부장관은 대통령령으로 정하는 바에 따라 지역응급의료시행계획 및 그 시행결과를 평가할 수 있다. 〈개정 2021. 12. 21.〉

④ 보건복지부장관은 지역응급의료시행계획 및 그 시행결과에 대하여 평가한 결과를 토대로 시·도지사에게 계획 및 사업의 변경 또는 시정을 요구할 수 있다. 〈개정 2021. 12. 21.〉

⑤ 그 밖에 지역응급의료시행계획의 수립·시행 및 평가에 관하여는 대통령령으로 정한다. 〈개정 2021. 12. 21.〉

[전문개정 2011. 8. 4.]

제13조의4(응급의료계획에 대한 협조) ① 보건복지부장관 및 시·도지사는 기본계획 및 지역응급의료시행계획의 수립·시행을 위하여 필요한 경우에는 국가기관, 지방자치단체, 응급의료에 관련된 기관·단체 및 「공공기관의 운영에 관한 법률」 제4조에 따른 공공기관(이하 "공공기관"이라 한다)의 장에게 자료제공 등의 협조를 요청할 수 있다. 〈개정 2015. 1. 28.〉

② 제1항에 따라 협조요청을 받은 국가기관, 지방자치단체, 관계 기관·단체, 공공기관의 장 등은 특별한 사유가 없는 한 이에 응하여야 한다. 〈개정 2015. 1. 28.〉

③ 제1항에 따라 요청할 수 있는 자료의 범위와 그 관리 및 활용 등은 대통령령으로 정한다. 〈신설 2015. 1. 28.〉

[본조신설 2011. 8. 4.]

제13조의5(중앙응급의료위원회) ① 응급의료에 관한 주요 시책을 심의하기 위하여 보건복지부에 중앙응급의료위원회(이하 "중앙위원회"라 한다)를 둔다.

② 중앙위원회는 위원장 1명과 부위원장 1명을 포함한 15명 이내의 위원으로 구성한다.

③ 중앙위원회의 위원장은 보건복지부장관이 되고 부위원장은 위원 중 위원장이 지명하며 위원은 당연직 위원과 위촉 위원으로 한다.

④ 당연직 위원은 다음 각 호의 사람으로 한다.

〈개정 2013. 3. 23., 2014. 11. 19., 2017. 7. 26.〉

1. 기획재정부차관
2. 교육부차관
3. 국토교통부차관
4. 소방청장
5. 제25조에 따른 중앙응급의료센터의 장

⑤ 위촉 위원은 다음 각 호의 사람으로서 위원장이 위촉한다.

1. 「비영리민간단체 지원법」 제2조에 따른 비영리민간단체를 대표하는 사람 3명
2. 응급의료에 관한 학식과 경험이 풍부한 사람 3명
3. 제2조제5호에 따른 응급의료기관을 대표하는 사람 1명
4. 보건의료 관련 업무를 담당하는 지방공무원으로서 특별시·광역시를 대표하는 사람 1명
5. 보건의료 관련 업무를 담당하는 지방공무원으로서 도(특별자치도를 포함한다)를

대표하는 사람 1명

⑥ 중앙위원회는 다음 각 호의 사항을 심의한다.

1. 제13조의2에 따른 응급의료기본계획 및 연차별 시행계획의 수립 및 변경
2. 「국가재정법」 제74조에 따라 응급의료기금의 기금운용심의회에서 심의하여야 할 사항
3. 응급의료에 관련한 정책 및 사업에 대한 조정
4. 응급의료에 관련한 정책 및 사업의 평가 결과
5. 지역응급의료시행계획 및 특별시 · 광역시 · 도 · 특별자치도(이하 "시 · 도"라 한다)의 응급의료에 관련한 사업의 평가 결과
6. 응급의료의 중기 · 장기 발전방향 및 제도 개선에 관한 사항
7. 그 밖에 응급의료에 관하여 보건복지부장관이 부의하는 사항

⑦ 중앙위원회는 매년 2회 이상 개최하여야 한다.

⑧ 그 밖에 중앙위원회의 회의 및 운영에 관한 사항은 대통령령으로 정한다.

[본조신설 2011. 8. 4.]

제13조의6(시 · 도응급의료위원회) ① 응급의료에 관한 중요 사항을 심의하기 위하여 시 · 도에 시 · 도응급의료위원회(이하 "시 · 도위원회"라 한다)를 둔다.

② 시 · 도위원회는 해당 시 · 도의 응급의료에 관한 다음 각 호의 사항을 심의한다. 〈개정 2021. 12. 21.〉

1. 제13조의3제1항에 따른 지역응급의료시행계획의 수립 및 변경
2. 지역응급의료 자원조사
3. 중증응급환자를 위한 지역 이송체계 마련 및 주요 이송곤란 사례 검토 등을 통한 이송체계 개선
4. 응급의료를 위한 지방 재정의 사용
5. 응급의료 시책 및 사업의 조정
6. 응급의료기관등에 대한 평가 결과의 활용
7. 지역응급의료서비스 품질 관리 실태 및 개선 필요 사항
8. 그 밖에 응급의료에 관하여 시 · 도지사가 부의하는 사항

③ 시 · 도지사는 제2항의 시 · 도위원회 심의사항과 관련된 정책 개발 및 실무 지원을 위하여 시 · 도 응급의료지원단을 설치 · 운영한다. 다만, 시 · 도지사는 필요한 경우 「공공보건의료에 관한 법률」 제22조에 따른 공공보건의료 지원단과 통합하여 운영할 수 있다. 〈신설 2021. 12. 21.〉

④ 시 · 도위원회는 매년 2회 이상 개최하여야 한다. 〈개정 2021. 12. 21.〉

⑤ 시 · 도위원회 및 시 · 도 응급의료지원단의 구성 · 기능 및 운영 등에 관하여 필요한 사항은 대통령령으로 정하는 기준에 따라 해당 시 · 도의 조례로 정한다. 〈개정 2021. 12. 21.〉

[본조신설 2011. 8. 4.]

제14조(구조 및 응급처치에 관한 교육) ① 보건복지부장관 또는 시 · 도지사는 응급의료종사자가 아닌 사람 중에서 다음 각 호의 어느 하나에 해당하는 사람에게 구조 및 응급처치에 관한 교육을 받도록 명할 수 있다. 이 경우 교육을 받도록 명받은 사람은 정당한 사유가 없으면 이에 따라야 한다. 〈개정 2011. 8. 4., 2012. 6. 1., 2015. 7. 24., 2016. 3. 29., 2016. 12. 2., 2017. 10. 24., 2019. 1. 15., 2021. 11. 30., 2021. 12. 21.〉

1. 구급차등의 운전자

1의2. 제47조의2제1항 각 호의 어느 하나에 해당하는 시설 등에서 의료 · 구호 또는 안전에 관한 업무에 종사하는 사람

2. 「여객자동차 운수사업법」 제3조제1항에 따른 여객자동차운송사업용 자동차의 운전자

3. 「학교보건법」 제15조에 따른 보건교사

4. 도로교통안전업무에 종사하는 사람으로서 「도로교통법」 제5조에 규정된 경찰공무원등

5. 「산업안전보건법」 제32조제1항 각 호 외의 부분 본문에 따른 안전보건교육의 대상자

6. 「체육시설의 설치 · 이용에 관한 법률」 제5조 및 제10조에 따른 체육시설에서 의료 · 구호 또는 안전에 관한 업무에 종사하는 사람

7. 「유선 및 도선 사업법」 제22조에 따른 인명구조요원

8. 「관광진흥법」 제3조제1항제2호부터 제6호까지의 규정에 따른 관광사업에 종사하는 사람 중 의료 · 구호 또는 안전에 관한 업무에 종사하는 사람

9. 「항공안전법」 제2조제14호 및 제17호에 따른 항공종사자 또는 객실승무원 중 의료 · 구호 또는 안전에 관한 업무에 종사하는 사람

10. 「철도안전법」 제2조제10호가목부터 라목까지의 규정에 따른 철도종사자 중 의료 · 구호 또는 안전에 관한 업무에 종사하는 사람

11. 「선원법」 제2조제1호에 따른 선원 중 의료 · 구호 또는 안전에 관한 업무에 종

사하는 사람

12. 「화재의 예방 및 안전관리에 관한 법률」 제24조에 따른 소방안전관리자 중 대통령령으로 정하는 사람
13. 「국민체육진흥법」 제2조제6호에 따른 체육지도자
14. 「유아교육법」 제22조제2항에 따른 교사
15. 「영유아보육법」 제21조제2항에 따른 보육교사

② 보건복지부장관 및 시·도지사는 대통령령으로 정하는 바에 따라 제4조제1항에 따른 응급처치 요령 등의 교육·홍보를 위한 계획을 매년 수립하고 실시하여야 한다. 이 경우 보건복지부장관은 교육·홍보 계획의 수립 시 소방청장과 협의하여야 한다. 〈신설 2008. 6. 13., 2010. 1. 18., 2011. 8. 4., 2014. 11. 19., 2017. 7. 26.〉

③ 시·도지사는 제2항에 따라 응급처치 요령 등의 교육·홍보를 실시한 결과를 보건복지부장관에게 보고하여야 한다. 〈신설 2011. 8. 4.〉

④ 제1항부터 제3항까지의 규정에 따른 구조 및 응급처치에 관한 교육의 내용 및 실시방법, 보고 등에 관하여 필요한 사항은 보건복지부령으로 정한다.
〈개정 2011. 8. 4.〉

[제목개정 2011. 8. 4.]

제15조(응급의료정보통신망의 구축) ① 국가 및 지방자치단체는 국민들에게 효과적인 응급의료를 제공하기 위하여 각종 자료의 수집과 정보 교류를 위한 응급의료정보통신망을 구축하여야 한다.

② 제1항에 따른 응급의료정보통신망의 통신체계 및 운용비용 등에 관하여 필요한 사항은 보건복지부령으로 정한다.

③ 보건복지부장관은 응급의료정보통신망 구축을 위하여 필요한 경우 관계 중앙행정기관의 장 또는 지방자치단체의 장 및 응급의료와 관련된 기관·단체 등에 대하여 정보통신망의 연계를 요구할 수 있다. 이 경우 정보통신망의 연계를 요구받은 관계 중앙행정기관의 장 또는 지방자치단체의 장 및 응급의료와 관련된 기관·단체 등은 특별한 사유가 있는 경우 외에는 이에 응하여야 한다.

[전문개정 2011. 8. 4.]

제15조의2(비상대응매뉴얼) ① 국가와 지방자치단체는 「재난 및 안전관리 기본법」 제3조제1호 및 제2호의 재난 및 해외재난으로부터 국민과 주민의 생명을 보호하기 위하여 응급의료에 관한 기본적인 사항과 응급의료 지원 등에 관한 비상대응매뉴얼

을 마련하고 의료인에게 이에 대한 교육을 실시하여야 한다.

② 제1항에 따른 비상대응매뉴얼의 내용, 교육의 대상·방법, 교육 참가자에 대한 비용지원 등에 필요한 사항은 대통령령으로 정한다.

[본조신설 2014. 3. 18.]

제16조(재정 지원) ① 국가 및 지방자치단체는 예산의 범위에서 응급의료기관등 및 응급의료시설에 대하여 필요한 재정 지원을 할 수 있다. 〈개정 2017. 10. 24.〉

② 국가 및 지방자치단체는 제47조의2에 따른 자동심장충격기 등 심폐소생을 위한 응급장비를 갖추어야 하는 시설 등에 대하여 필요한 재정 지원을 할 수 있다. 〈개정 2016. 5. 29.〉

[전문개정 2011. 8. 4.]

제17조(응급의료기관등에 대한 평가) ① 보건복지부장관은 응급의료기관등의 시설·장비·인력, 업무의 내용·결과 등에 대하여 평가를 할 수 있다. 이 경우 평가 대상이 되는 응급의료기관등의 장은 특별한 사유가 없으면 평가에 응하여야 한다. 〈개정 2015. 1. 28.〉

② 보건복지부장관은 제1항에 따른 응급의료기관등의 평가를 위하여 해당 응급의료기관등을 대상으로 필요한 자료의 제공을 요청할 수 있다. 이 경우 자료의 제공을 요청받은 응급의료기관등은 정당한 사유가 없으면 이에 따라야 한다.

③ 보건복지부장관은 응급의료기관등에 대한 평가 결과를 공표할 수 있다.

④ 보건복지부장관은 제1항에 따른 응급의료기관등에 대한 평가 결과에 따라 응급의료기관등에 대하여 행정적·재정적 지원을 할 수 있다.

⑤ 제1항 및 제3항에 따른 응급의료기관등의 평가방법, 평가주기, 평가결과 공표 등에 관하여 필요한 사항은 보건복지부령으로 정한다. 〈개정 2015. 1. 28.〉

[전문개정 2011. 8. 4.]

제18조(환자가 여러 명 발생한 경우의 조치) ① 보건복지부장관, 시·도지사 또는 시장·군수·구청장(자치구의 구청장을 말한다. 이하 같다)은 재해 등으로 환자가 여러 명 발생한 경우에는 응급의료종사자에게 응급의료 업무에 종사할 것을 명하거나, 의료기관의 장 또는 구급차등을 운용하는 자에게 의료시설을 제공하거나 응급환자 이송 등의 업무에 종사할 것을 명할 수 있으며, 중앙행정기관의 장 또는 관계기관의 장에게 협조를 요청할 수 있다.

② 응급의료종사자, 의료기관의 장 및 구급차등을 운용하는 자는 정당한 사유가 없

으면 제1항에 따른 명령을 거부할 수 없다.

③ 환자가 여러 명 발생하였을 때 인명구조 및 응급처치 등에 필요한 사항은 대통령령으로 정한다.

[전문개정 2011. 8. 4.]

제5장 재정 〈개정 2011. 8. 4.〉

제19조(응급의료기금의 설치 및 관리 · 운용) ① 보건복지부장관은 응급의료를 효율적으로 수행하기 위하여 응급의료기금(이하 "기금"이라 한다)을 설치한다.

② 보건복지부장관은 기금의 관리 · 운용을 대통령령으로 정하는 의료 관련 기관 또는 의료 관련 단체(이하 "기금관리기관의 장"이라 한다)에 위탁할 수 있다. 이 경우 보건복지부장관은 기금의 관리 · 운용에 관한 사무를 감독하며 이에 필요한 명령을 할 수 있다.

③ 그 밖에 기금의 설치 및 관리 · 운용에 필요한 사항은 대통령령으로 정한다.

[전문개정 2011. 8. 4.]

제20조(기금의 조성) ① 기금은 다음 각 호의 재원으로 조성한다. 〈개정 2011. 8. 4.〉

1. 「국민건강보험법」에 따른 요양기관의 업무정지를 갈음하여 보건복지부장관이 요양기관으로부터 과징금으로 징수하는 금액 중 「국민건강보험법」에 따라 지원하는 금액
2. 응급의료와 관련되는 기관 및 단체의 출연금 및 기부금
3. 정부의 출연금
4. 그 밖에 기금을 운용하여 생기는 수익금

② 정부는 제1항제3호의 정부출연금으로 다음 각 호의 해당 연도 예상수입액의 100분의 20에 해당하는 금액을 매 회계연도의 세출예산에 계상하여야 한다. 〈개정 2008. 12. 31., 2020. 12. 22.〉

1. 「도로교통법」 제160조제2항 및 제3항에 따른 과태료(같은 법 제161조제1항제1호에 따라 시 · 도경찰청장이 부과 · 징수하는 것에 한한다)
2. 「도로교통법」 제162조제3항에 따른 범칙금

[제목개정 2011. 8. 4.]

[법률 제9305호(2008. 12. 31.) 부칙 제3항의 규정에 의하여 이 조 제2항제1호는 2027년 12월 31일까지 유효함]

제21조(기금의 사용) 기금은 다음 각 호의 용도로 사용한다. 〈개정 2016. 5. 29., 2019. 8. 27.〉

1. 응급환자의 진료비 중 제22조에 따른 미수금의 대지급(代支給)
2. 응급의료기관등의 육성 · 발전과 의료기관의 응급환자 진료를 위한 시설 등의 설치에 필요한 자금의 융자 또는 지원
3. 응급의료 제공체계의 원활한 운영을 위한 보조사업
4. 대통령령으로 정하는 재해 등이 발생하였을 때의 의료 지원
5. 구조 및 응급처치 요령 등 응급의료에 관한 교육 · 홍보 사업
6. 응급의료의 원활한 제공을 위한 자동심장충격기 등 응급장비의 구비 지원
7. 응급의료를 위한 조사 · 연구 사업
8. 기본계획 및 지역응급의료시행계획의 시행 지원
9. 응급의료종사자의 양성 등 지원

[전문개정 2011. 8. 4.]

제22조(미수금의 대지급) ① 의료기관과 구급차등을 운용하는 자는 응급환자에게 응급의료를 제공하고 그 비용을 받지 못하였을 때에는 그 비용 중 응급환자 본인이 부담하여야 하는 금액(이하 "미수금"이라 한다)에 대하여는 기금관리기관의 장(기금의 관리 · 운용에 관한 업무가 위탁되지 아니한 경우에는 보건복지부장관을 말한다. 이하 이 조 및 제22조의2에서 같다)에게 대신 지급하여 줄 것을 청구할 수 있다.

② 기금관리기관의 장은 제1항에 따라 의료기관 등이 미수금에 대한 대지급을 청구하면 보건복지부령으로 정하는 기준에 따라 심사하여 그 미수금을 기금에서 대신 지급하여야 한다.

③ 국가나 지방자치단체는 제2항에 따른 대지급에 필요한 비용을 기금관리기관의 장에게 보조할 수 있다.

④ 기금관리기관의 장은 제2항에 따라 미수금을 대신 지급한 경우에는 응급환자 본인과 그 배우자, 응급환자의 1촌의 직계혈족 및 그 배우자 또는 다른 법령에 따른 진료비 부담 의무자에게 그 대지급금(代支給金)을 구상(求償)할 수 있다.

⑤ 제4항에 따른 대지급금의 상환 청구를 받은 자가 해당 대지급금을 정하여진 기간 내에 상환하지 아니하면 기금관리기관의 장은 기한을 정하여 독촉할 수 있다. 〈신설 2017. 10. 24.〉

⑥ 제5항에 따른 독촉을 받은 자가 그 기한 내에 대지급금을 상환하지 아니하면 기

금관리기관의 장은 보건복지부장관의 승인을 받아 국세 체납처분의 예에 따라 이를 징수할 수 있다. 〈신설 2017. 10. 24.〉

⑦ 기금관리기관의 장은 제4항에 따라 대지급금을 구상하였으나 상환받기가 불가능하거나 제22조의3에 따른 소멸시효가 완성된 대지급금을 결손으로 처리할 수 있다. 〈개정 2017. 10. 24.〉

⑧ 미수금 대지급의 대상 · 범위 · 절차 및 방법, 구상의 절차 및 방법, 상환이 불가능한 대지급금의 범위 및 결손처분 절차 등에 관하여 필요한 사항은 대통령령으로 정한다. 〈개정 2017. 10. 24.〉

[전문개정 2011. 8. 4.]

제22조의2(자료의 제공) ①기금관리기관의 장은 국가 · 지방자치단체 및 의료기관 등 관계기관에 미수금 심사, 대지급금 구상 및 결손처분 등을 위하여 국세 · 지방세, 토지 · 주택 · 건축물 · 자동차 · 선박 · 항공기, 국민건강보험 · 국민연금 · 고용보험 · 산업재해보상보험 · 보훈급여 · 공무원연금 · 공무원재해보상급여 · 군인연금 · 사립학교교직원연금 · 별정우체국연금 · 기초연금, 주민등록 · 가족관계등록 등에 관한 자료의 제공을 요청할 수 있다. 〈개정 2011. 8. 4., 2015. 1. 28., 2018. 3. 20.〉

② 제1항에 따른 요청을 받은 기관은 특별한 사유가 없으면 이에 따라야 한다. 〈개정 2011. 8. 4.〉

③ 제1항에 따라 관계 기관이 기금관리기관의 장에게 제공하는 자료에 대하여는 사용료와 수수료 등을 면제한다. 〈신설 2015. 1. 28.〉

[본조신설 2002. 3. 25.]

제22조의3(구상권의 시효) ① 제22조제4항에 따른 대지급금에 대한 구상의 권리는 그 대지급금을 청구할 수 있는 날부터 3년 동안 행사하지 아니하면 소멸시효가 완성된다.

② 시효중단, 그 밖의 소멸시효에 관하여는 「민법」에 따른다.

[본조신설 2011. 8. 4.]

제23조(응급의료수가의 지급기준) ① 응급의료수가(應急醫療酬價)의 지급기준은 보건복지부장관이 정한다.

② 보건복지부장관은 제1항에 따른 응급의료수가의 지급기준을 정할 때 제17조에 따른 응급의료기관에 대한 평가 결과를 반영하여 응급의료수가에 차등(差等)을 둘 수 있다.

[전문개정 2011. 8. 4.]

제24조(이송처치료) ① 구급차등을 운용하는 자가 구급차등을 이용하여 응급환자 등을 이송하였을 때에는 보건복지부령으로 정하는 이송처치료를 그 응급환자로부터 받을 수 있다.

② 구급차등을 운용하는 자는 구급차등의 이용자로부터 제1항에 따른 이송처치료 외에 별도의 비용을 받아서는 아니 된다.

[전문개정 2011. 8. 4.]

제6장 응급의료기관등 〈개정 2011. 8. 4.〉

제25조(중앙응급의료센터) ① 보건복지부장관은 응급의료에 관한 다음 각 호의 업무를 수행하게 하기 위하여 중앙응급의료센터를 설치 · 운영할 수 있다. 〈개정 2015. 1. 28., 2021. 12. 21.〉

1. 응급의료기관등에 대한 평가 및 질을 향상시키는 활동에 대한 지원
2. 응급의료종사자에 대한 교육훈련
3. 제26조에 따른 권역응급의료센터 간의 업무조정 및 지원
4. 응급의료 관련 연구
5. 국내외 재난 등의 발생 시 응급의료 관련 업무의 조정 및 그에 대한 지원
6. 응급의료 통신망 및 응급의료 전산망의 관리 · 운영과 그에 따른 업무
7. 응급처치 관련 교육 및 응급장비 관리에 관한 지원
8. 응급환자 이송체계 운영 및 관리에 관한 지원
9. 응급의료분야 의료취약지 관리 업무
10. 그 밖에 보건복지부장관이 정하는 응급의료 관련 업무

② 보건복지부장관은 제1항에 따른 중앙응급의료센터를 효율적으로 운영하기 위하여 필요하다고 인정하면 그 운영에 관한 업무를 대통령령으로 정하는 바에 따라 의료기관 · 관계전문기관 · 법인 · 단체에 위탁할 수 있다. 이 경우 예산의 범위에서 그 운영에 필요한 경비를 지원할 수 있다. 〈신설 2021. 12. 21.〉

③ 제1항 및 제2항에 따른 중앙응급의료센터의 설치 · 운영 및 운영의 위탁 등에 관하여 필요한 사항은 보건복지부령으로 정한다. 〈개정 2021. 12. 21.〉

[전문개정 2011. 8. 4.]

제26조(권역응급의료센터의 지정) ① 보건복지부장관은 응급의료에 관한 다음 각 호

의 업무를 수행하게 하기 위하여 「의료법」 제3조의4에 따른 상급종합병원 또는 같은 법 제3조의3에 따른 300병상을 초과하는 종합병원 중에서 권역응급의료센터를 지정할 수 있다. 〈개정 2015. 1. 28., 2016. 12. 2.〉

1. 중증응급환자 중심의 진료
2. 재난 대비 및 대응 등을 위한 거점병원으로서 보건복지부령으로 정하는 업무
3. 권역(圈域) 내에 있는 응급의료종사자에 대한 교육·훈련
4. 권역 내 다른 의료기관에서 제11조에 따라 이송되는 중증응급환자에 대한 수용
5. 그 밖에 보건복지부장관이 정하는 권역 내 응급의료 관련 업무

② 권역응급의료센터의 지정 기준·방법·절차 및 업무와 중증응급환자의 기준 등은 권역 내 응급의료 수요와 공급 등을 고려하여 보건복지부령으로 정한다. 〈개정 2015. 1. 28.〉

[전문개정 2011. 8. 4.]

제27조(응급의료지원센터의 설치 및 운영) ① 보건복지부장관은 응급의료를 효율적으로 제공할 수 있도록 응급의료자원의 분포와 주민의 생활권을 고려하여 지역별로 응급의료지원센터를 설치·운영하여야 한다. 〈개정 2015. 1. 28.〉

② 응급의료지원센터의 업무는 다음 각 호와 같다. 〈개정 2015. 1. 28.〉

1. 삭제 〈2012. 3. 21.〉
2. 삭제 〈2012. 3. 21.〉
3. 응급의료에 관한 각종 정보의 관리 및 제공
4. 삭제 〈2015. 1. 28.〉
5. 지역 내 응급의료종사자에 대한 교육훈련
6. 지역 내 응급의료기관 간 업무조정 및 지원
7. 지역 내 응급의료의 질 향상 활동에 관한 지원
8. 지역 내 재난 등의 발생 시 응급의료 관련 업무의 조정 및 지원
9. 그 밖에 보건복지부령으로 정하는 응급의료 관련 업무

③ 보건복지부장관은 응급의료지원센터를 효율적으로 운영하기 위하여 필요하다고 인정하면 그 운영에 관한 업무를 대통령령으로 정하는 바에 따라 관계 전문기관·법인·단체에 위탁할 수 있다. 〈개정 2015. 1. 28.〉

④ 국가 및 지방자치단체는 제3항에 따라 응급의료지원센터의 운영에 관한 업무를 위탁한 경우에는 그 운영에 드는 비용을 지원할 수 있다. 〈신설 2015. 1. 28.〉

[전문개정 2011. 8. 4.]

[제목개정 2015. 1. 28.]

제28조(응급의료지원센터에 대한 협조 등) ① 응급의료지원센터의 장은 응급의료 관련 정보를 효과적으로 관리하기 위하여 응급의료정보관리체계를 구축하여야 하며, 이를 위하여 응급의료기관의 장과 구급차등을 운용하는 자에게 응급의료에 관한 정보제공을 요청할 수 있다. 〈개정 2015. 1. 28.〉

② 응급의료지원센터의 장은 그 업무를 수행할 때 필요하다고 인정하면 의료기관 및 구급차등을 운용하는 자에게 응급의료에 대한 각종 정보를 제공하고, 구급차등의 출동 등 응급의료에 필요한 조치를 요청할 수 있다. 〈개정 2015. 1. 28.〉

③ 제1항과 제2항에 따라 응급의료에 관한 정보 제공이나 필요한 조치를 요청받은 자는 특별한 사유가 없으면 이에 따라야 한다.

④ 응급의료지원센터에 대한 정보제공 등에 필요한 사항은 대통령령으로 정한다. 〈개정 2015. 1. 28.〉

[전문개정 2011. 8. 4.]

[제목개정 2015. 1. 28.]

제29조(전문응급의료센터의 지정) ① 보건복지부장관은 소아환자, 화상환자 및 독극물중독환자 등에 대한 응급의료를 위하여 권역응급의료센터, 지역응급의료센터 중에서 분야별로 전문응급의료센터를 지정할 수 있다. 〈개정 2015. 1. 28., 2021. 12. 21.〉

② 전문응급의료센터 지정의 기준·방법 및 절차 등에 관하여 필요한 사항은 보건복지부령으로 정한다.

[전문개정 2011. 8. 4.]

제30조(지역응급의료센터의 지정) ① 시·도지사는 응급의료에 관한 다음 각 호의 업무를 수행하게 하기 위하여 「의료법」 제3조의3에 따른 종합병원(이하 "종합병원"이라 한다) 중에서 지역응급의료센터를 지정할 수 있다.

〈개정 2015. 1. 28., 2021. 12. 21.〉

1. 응급환자의 진료
2. 제11조에 따라 응급환자에 대하여 적절한 응급의료를 할 수 없다고 판단한 경우 신속한 이송

② 지역응급의료센터의 지정 기준·방법·절차와 업무 등에 필요한 사항은 시·도의 응급의료 수요와 공급 등을 고려하여 보건복지부령으로 정한다.

〈개정 2015. 1. 28.〉
[전문개정 2011. 8. 4.]

제30조의2(권역외상센터의 지정) ① 보건복지부장관은 외상환자의 응급의료에 관한 다음 각 호의 업무를 수행하게 하기 위하여 권역응급의료센터, 전문응급의료센터 및 지역응급의료센터 중 권역외상센터를 지정할 수 있다. 〈개정 2013. 6. 4., 2015. 1. 28., 2021. 12. 21.〉
1. 외상환자의 진료
2. 외상의료에 관한 연구 및 외상의료표준의 개발
3. 외상의료를 제공하는 의료인의 교육훈련
4. 대형 재해 등의 발생 시 응급의료 지원
5. 그 밖에 보건복지부장관이 정하는 외상의료 관련 업무

② 권역외상센터는 외상환자에 대한 효과적인 응급의료 제공을 위하여 다음 각 호의 요건을 갖추어야 한다. 이 경우 각 호에 따른 구체적인 요건은 보건복지부령으로 정한다.
1. 외상환자 전용 중환자 병상 및 일반 병상
2. 외상환자 전용 수술실 및 치료실
3. 외상환자 전담 전문의
4. 외상환자 전용 영상진단장비 및 치료장비
5. 그 밖에 외상환자 진료에 필요한 인력 · 시설 · 장비

③ 그 밖에 권역외상센터 지정의 기준 · 방법 및 절차 등에 관한 구체적인 사항은 보건복지부령으로 정한다.
[본조신설 2012. 5. 14.]

제30조의3(지역외상센터의 지정) ① 시 · 도지사는 관할 지역의 주민에게 적정한 외상의료를 제공하기 위하여 응급의료기관 중 지역외상센터를 지정할 수 있다. 〈개정 2013. 6. 4.〉
② 지역외상센터 지정의 기준 · 방법 및 절차 등에 관한 구체적인 사항은 보건복지부령으로 정한다.
[본조신설 2012. 5. 14.]

제30조의4(권역외상센터 및 지역외상센터에 대한 지원) 국가 및 지방자치단체는 중증외상으로 인한 사망률을 낮추고 효과적인 외상의료체계를 구축하기 위하여 권역외

상센터 및 지역외상센터에 대한 행정적·재정적 지원을 실시할 수 있다.
[본조신설 2012. 5. 14.]

제30조의5(정신질환자응급의료센터의 지정 등) ① 보건복지부장관은 정신질환자(「정신건강증진 및 정신질환자 복지서비스 지원에 관한 법률」 제3조제1호에 따른 정신질환자를 말한다. 이하 같다)에 대한 응급의료를 위하여 응급의료기관 중 정신질환자응급의료센터를 지정할 수 있다.
② 정신질환자응급의료센터의 지정 기준·방법 및 절차 등에 관한 구체적인 사항은 보건복지부령으로 정한다.
[본조신설 2019. 8. 27.]

제31조(지역응급의료기관의 지정) ① 시장·군수·구청장은 응급의료에 관한 다음 각 호의 업무를 수행하게 하기 위하여 종합병원 중에서 지역응급의료기관을 지정할 수 있다. 다만, 시·군의 경우에는 「의료법」 제3조제2항제3호가목의 병원 중에서 지정할 수 있다.
1. 응급환자의 진료
2. 제11조에 따라 응급환자에 대하여 적절한 응급의료를 할 수 없다고 판단한 경우 신속한 이송

② 지역응급의료기관의 지정 기준·방법·절차와 업무 등에 필요한 사항은 시·군·구의 응급의료 수요와 공급 등을 고려하여 보건복지부령으로 정한다.
[전문개정 2015. 1. 28.]

제31조의2(응급의료기관의 운영) ① 응급의료기관은 응급환자를 24시간 진료할 수 있도록 응급의료기관의 지정기준에 따라 시설, 인력 및 장비 등을 유지하여 운영하여야 한다. 〈개정 2019. 12. 3.〉
② 제1항에 따른 인력 및 장비에는 보안인력과 보안장비가 포함되어야 한다. 〈신설 2019. 12. 3.〉
③ 제2항에 따른 보안인력 및 보안장비에 관한 세부적인 사항은 보건복지부령으로 정한다. 〈신설 2019. 12. 3.〉
④ 제1항에도 불구하고 자연재해, 감염병 유행 등 「재난 및 안전관리 기본법」 제3조제1호에 따른 재난 및 이에 준하는 상황으로 인하여 응급의료기관의 지정기준에 따라 시설, 인력 및 장비 등을 유지하여 운영하기 어려운 경우에는 보건복지부장관이 정하는 절차에 따라 그 예외를 인정할 수 있다. 〈신설 2021. 3. 23.〉

[전문개정 2011. 8. 4.]

제31조의3(응급의료기관의 재지정) ① 보건복지부장관 및 시 · 도지사, 시장 · 군수 · 구청장은 3년마다 해당 지정권자가 지정한 모든 응급의료기관을 대상으로 다음 각 호의 사항을 반영하여 재지정하거나 지정을 취소할 수 있다. 다만, 제1호를 충족하지 못한 경우에는 지정을 취소하여야 한다.

1. 제31조의2에 따른 지정기준의 준수
2. 제17조에 따른 응급의료기관의 평가 결과
3. 그 밖에 보건복지부령으로 정하는 사항

② 응급의료기관의 재지정 절차 및 방법 등은 보건복지부령으로 정한다.

[본조신설 2015. 1. 28.]

제31조의4(환자의 중증도 분류 및 감염병 의심환자 등의 선별) ① 응급의료기관의 장 및 구급차등의 운용자는 응급환자 등에 대한 신속하고 적절한 이송 · 진료와 응급실의 감염예방을 위하여 보건복지부령으로 정하는 바에 따라 응급환자 등의 중증도를 분류하고 감염병 의심환자 등을 선별하여야 한다.

② 응급의료기관의 장은 제1항에 따라 선별된 감염병 의심환자 등을 격리 진료할 수 있도록 시설 등을 확보하여야 한다.

③ 구급차등의 운용자는 환자의 이송 시 응급환자의 중증도와 전반적인 환자의 상태, 제13조의3제2항제2호에 따라 마련된 지역응급의료 이송체계 등을 종합적으로 고려하여 이송하여야 한다. 〈신설 2021. 12. 21.〉

④ 제26조에 따라 지정된 권역응급의료센터의 장은 중증응급환자 중심의 진료를 위하여 제1항에 따른 응급환자 등의 중증도 분류 결과 경증에 해당하는 응급환자를 다른 응급의료기관에 이송할 수 있다. 이 경우 관련 절차는 제7조제2항을 준용한다. 〈신설 2021. 12. 21.〉

⑤ 제1항의 분류 · 선별기준 및 제2항의 격리 시설 기준 등에 관한 사항은 보건복지부령으로 정한다. 〈개정 2021. 12. 21.〉

[본조신설 2016. 12. 2.]

제31조의5(응급실 출입 제한) ① 응급환자의 신속한 진료와 응급실 감염예방 등을 위하여 다음 각 호의 어느 하나에 해당하는 사람 외에는 응급실에 출입하여서는 아니 된다.

1. 응급실 환자

2. 응급의료종사자(이에 준하는 사람을 포함한다)
3. 응급실 환자의 보호자로서 진료의 보조에 필요한 사람

② 응급의료기관의 장은 제1항에 따라 응급실 출입이 제한된 사람이 응급실에 출입할 수 없도록 관리하여야 하고, 응급실에 출입하는 사람의 성명 등을 기록·관리하여야 한다.

③ 제1항의 응급실 출입기준 및 제2항의 출입자의 명단 기록·관리에 필요한 사항은 보건복지부령으로 정한다.

④ 제1항에도 불구하고 보건복지부장관, 시·도지사 또는 시장·군수·구청장은 제17조에 따른 응급의료기관 평가, 제31조의3에 따른 재지정 심사 등을 위하여 응급의료기관에 대한 지도·감독이 필요하다고 인정하는 경우 소속 공무원 및 관계 전문가로 하여금 응급실을 출입하도록 할 수 있다. 〈신설 2021. 12. 21.〉

⑤ 제4항에 따라 응급실을 출입하는 자는 그 권한을 표시하는 증표를 지니고 이를 관계인에게 보여주어야 한다. 〈신설 2021. 12. 21.〉

[본조신설 2016. 12. 2.]

제32조(비상진료체계) ① 응급의료기관은 공휴일과 야간에 당직응급의료종사자를 두고 응급환자를 언제든지 진료할 준비체계(이하 "비상진료체계"라 한다)를 갖추어야 한다.

② 응급의료기관의 장으로부터 비상진료체계의 유지를 위한 근무명령을 받은 응급의료종사자는 이를 성실히 이행하여야 한다.

③ 응급의료기관의 장은 제1항에 따른 당직응급의료종사자로서 제31조의2에 따른 인력기준을 유지하는 것과는 별도로 보건복지부령으로 정하는 바에 따라 당직전문의 또는 당직전문의를 갈음할 수 있는 당직의사(이하 "당직전문의등"이라 한다)를 두어야 한다.

④ 응급의료기관의 장은 제31조의2에 따라 응급실에 근무하는 의사가 요청하는 경우 다음 각 호의 어느 하나에 해당하는 자가 응급환자를 직접 진료하게 하여야 한다.

1. 당직전문의등
2. 해당 응급환자의 진료에 적합한 자로서 보건복지부령에 따라 당직전문의등과 동등한 자격을 갖춘 것으로 인정되는 자

⑤ 비상진료체계에 관하여 필요한 사항은 보건복지부령으로 정한다.

[전문개정 2011. 8. 4.]

제33조(예비병상의 확보) ① 응급의료기관은 응급환자를 위한 예비병상을 확보하여야 하며 예비병상을 응급환자가 아닌 사람이 사용하게 하여서는 아니 된다.

② 예비병상의 확보 및 유지에 필요한 사항은 보건복지부령으로 정한다.

[전문개정 2011. 8. 4.]

제33조의2(응급실 체류 제한) ① 응급의료기관의 장은 환자의 응급실 체류시간을 최소화하고 입원진료가 필요한 응급환자는 신속하게 입원되도록 조치하여야 한다.

② 권역응급의료센터 및 지역응급의료센터의 장은 24시간을 초과하여 응급실에 체류하는 환자의 비율을 보건복지부령으로 정하는 기준 미만으로 유지하여야 한다.

[본조신설 2016. 12. 2.]

제34조(당직의료기관의 지정) 보건복지부장관, 시·도지사 또는 시장·군수·구청장은 공휴일 또는 야간이나 그 밖에 응급환자 진료에 지장을 줄 우려가 있다고 인정할 만한 이유가 있는 경우에는 응급환자에 대한 응급의료를 위하여 보건복지부령으로 정하는 바에 따라 의료기관의 종류별·진료과목별 및 진료기간별로 당직의료기관을 지정하고 이들로 하여금 응급의료를 하게 할 수 있다.

[전문개정 2011. 8. 4.]

제35조(응급의료기관의 지정 취소 등) ① 응급의료기관 및 권역외상센터, 지역외상센터가 다음 각 호의 어느 하나에 해당하는 경우에는 보건복지부장관 시·도지사 또는 시장·군수·구청장 중 해당 지정권자가 그 지정을 취소할 수 있다.

〈개정 2012. 5. 14., 2016. 12. 2.〉

1. 지정기준에 미달한 경우
2. 이 법에 따른 업무를 수행하지 아니한 경우
3. 이 법 또는 이 법에 따른 처분이나 명령을 위반한 경우

② 보건복지부장관, 시·도지사 또는 시장·군수·구청장은 응급의료기관 및 권역외상센터, 지역외상센터가 제1항 각 호의 어느 하나에 해당하는 경우에는 일정한 기간을 정하여 위반한 사항을 시정하도록 명하여야 한다. 〈신설 2016. 12. 2.〉

③ 보건복지부장관, 시·도지사 또는 시장·군수·구청장은 제2항의 시정명령을 한 경우 명령의 성실한 이행을 위하여 명령이 이행될 때까지 제16조제1항, 제17조제4항 및 제30조의4에 따른 재정 지원의 전부 또는 일부를 중단할 수 있다.

〈신설 2016. 12. 2.〉

④ 보건복지부장관은 응급의료기관 및 권역외상센터, 지역외상센터가 제2항에 따른

시정명령을 이행하지 아니한 경우 일정한 기간을 정하여 제23조에 따른 응급의료수가를 차감할 수 있다. 〈신설 2016. 12. 2.〉

[전문개정 2011. 8. 4.]

[제목개정 2016. 12. 2.]

제35조의2(응급의료기관 외의 의료기관) ① 이 법에 따른 응급의료기관으로 지정받지 아니한 의료기관이 응급의료시설을 설치 · 운영하려면 보건복지부령으로 정하는 시설 · 인력 등을 갖추어 시장 · 군수 · 구청장에게 신고하여야 한다. 다만, 종합병원의 경우에는 신고를 생략할 수 있다. 〈개정 2020. 12. 29., 2021. 12. 21.〉

② 시장 · 군수 · 구청장은 제1항에 따른 신고를 받은 경우 그 내용을 검토하여 이 법에 적합하면 신고를 수리하여야 한다. 〈신설 2020. 12. 29.〉

[전문개정 2011. 8. 4.]

제7장 응급구조사 〈개정 2011. 8. 4.〉

제36조(응급구조사의 자격) ① 응급구조사는 업무의 범위에 따라 1급 응급구조사와 2급 응급구조사로 구분한다.

② 1급 응급구조사가 되려는 사람은 다음 각 호의 어느 하나에 해당하는 사람으로서 보건복지부장관이 실시하는 시험에 합격한 후 보건복지부장관의 자격인정을 받아야 한다. 〈개정 2019. 12. 3.〉

1. 대학 또는 전문대학에서 응급구조학을 전공하고 졸업한 사람
2. 보건복지부장관이 정하여 고시하는 기준에 해당하는 외국의 응급구조사 자격인정을 받은 사람
3. 2급 응급구조사로서 응급구조사의 업무에 3년 이상 종사한 사람

③ 2급 응급구조사가 되려는 사람은 다음 각 호의 어느 하나에 해당하는 사람으로서 보건복지부장관이 실시하는 시험에 합격한 후 보건복지부장관의 자격인정을 받아야 한다. 〈개정 2019. 12. 3.〉

1. 보건복지부장관이 지정하는 응급구조사 양성기관에서 대통령령으로 정하는 양성과정을 마친 사람
2. 보건복지부장관이 정하여 고시하는 기준에 해당하는 외국의 응급구조사 자격인정을 받은 사람

④ 보건복지부장관은 제2항과 제3항에 따른 응급구조사시험의 실시에 관한 업무를

대통령령으로 정하는 바에 따라 「한국보건의료인국가시험원법」에 따른 한국보건의료인국가시험원에 위탁할 수 있다. 〈개정 2015. 6. 22.〉

⑤ 1급 응급구조사 및 2급 응급구조사의 시험과목, 시험방법 및 자격인정에 관하여 필요한 사항은 보건복지부령으로 정한다.

[전문개정 2011. 8. 4.]

제36조의2(응급구조사 자격증의 교부 등) ① 보건복지부장관은 제36조제2항 또는 제3항에 따른 응급구조사시험에 합격한 사람에게 응급구조사 자격증을 교부하여야 한다. 다만, 자격증 교부 신청일 기준으로 제37조에 따른 결격사유에 해당하는 사람에게는 자격증을 교부해서는 아니 된다. 〈개정 2019. 12. 3.〉

② 제1항에 따라 응급구조사 자격증을 교부받은 사람은 응급구조사 자격증의 분실 또는 훼손으로 사용할 수 없게 된 경우에는 보건복지부장관에게 재교부 신청을 할 수 있다.

③ 응급구조사는 다른 사람에게 자기의 성명을 사용하여 제41조에 따른 응급구조사의 업무를 수행하게 하여서는 아니 된다. 〈개정 2020. 4. 7.〉

④ 제1항 및 제2항에 따른 응급구조사 자격증의 교부·재교부 및 관리에 필요한 사항은 보건복지부령으로 정한다.

⑤ 제1항에 따라 자격증을 교부받은 사람은 다른 사람에게 그 자격증을 빌려주어서는 아니 되고, 누구든지 그 자격증을 빌려서는 아니 된다. 〈신설 2020. 4. 7.〉

⑥ 누구든지 제5항에 따라 금지된 행위를 알선하여서는 아니 된다. 〈신설 2020. 4. 7.〉

[본조신설 2016. 5. 29.]

제36조의3(응급구조사 실태 등의 신고) ① 응급구조사는 대통령령으로 정하는 바에 따라 최초로 자격을 받은 후부터 3년마다 그 실태와 취업상황을 보건복지부장관에게 신고하여야 한다.

② 보건복지부장관은 제43조의 보수교육을 받지 아니한 응급구조사에 대하여 제1항에 따른 신고를 반려할 수 있다.

③ 보건복지부장관은 제1항에 따른 신고 수리 업무를 대통령령으로 정하는 바에 따라 관련 기관 등에 위탁할 수 있다.

[본조신설 2016. 5. 29.]

제37조(결격사유) 다음 각 호의 어느 하나에 해당하는 사람은 응급구조사가 될 수 없다. 〈개정 2007. 10. 17., 2007. 12. 14., 2011. 8. 4., 2015. 1. 28., 2018. 12.

11., 2020. 4. 7.〉

1. 「정신건강증진 및 정신질환자 복지서비스 지원에 관한 법률」 제3조제1호에 따른 정신질환자. 다만, 전문의가 응급구조사로서 적합하다고 인정하는 사람은 그러하지 아니하다.
2. 마약 · 대마 또는 향정신성의약품 중독자
3. 피성년후견인 · 피한정후견인
4. 다음 각 목의 어느 하나에 해당하는 법률을 위반하여 금고 이상의 실형을 선고받고 그 집행이 끝나지 아니하거나 면제되지 아니한 사람
   가. 이 법
   나. 「형법」 제233조, 제234조, 제268조(의료과실만 해당한다), 제269조, 제270조제1항부터 제3항까지, 제317조제1항
   다. 「보건범죄 단속에 관한 특별조치법」, 「지역보건법」, 「국민건강증진법」, 「후천성면역결핍증 예방법」, 「의료법」, 「의료기사 등에 관한 법률」, 「시체 해부 및 보존 등에 관한 법률」, 「혈액관리법」, 「마약류 관리에 관한 법률」, 「모자보건법」, 「국민건강보험법」

[제목개정 2011. 8. 4.]

제38조(부정행위에 대한 제재) ① 부정한 방법으로 응급구조사시험에 응시한 사람 또는 응급구조사시험에서 부정행위를 한 사람에 대하여는 그 수험을 정지시키거나 합격을 무효로 한다.

② 보건복지부장관은 제1항에 따라 수험이 정지되거나 합격이 무효로 된 사람에 대하여 처분의 사유와 위반 정도 등을 고려하여 대통령령으로 정하는 바에 따라 그 다음에 치러지는 응급구조사시험 응시를 3회의 범위에서 제한할 수 있다.

〈개정 2020. 12. 29.〉

[전문개정 2011. 8. 4.]

제39조(응급구조사의 준수 사항) 응급구조사는 응급환자의 안전을 위하여 그 업무를 수행할 때 응급처치에 필요한 의료장비, 무선통신장비 및 구급의약품의 관리 · 운용과 응급구조사의 복장 · 표시 등 응급환자 이송 · 처치에 필요한 사항에 대하여 보건복지부령으로 정하는 사항을 지켜야 한다.

[전문개정 2011. 8. 4.]

제40조(비밀 준수 의무) 응급구조사는 직무상 알게 된 비밀을 누설하거나 공개하여서

는 아니 된다.

[전문개정 2011. 8. 4.]

제41조(응급구조사의 업무) ① 응급구조사는 응급환자가 발생한 현장에서 응급환자에 대하여 상담 · 구조 및 이송 업무를 수행하며, 「의료법」 제27조의 무면허 의료행위 금지 규정에도 불구하고 보건복지부령으로 정하는 범위에서 현장에 있거나 이송 중이거나 의료기관 안에 있을 때에는 응급처치의 업무에 종사할 수 있다. 〈개정 2019. 12. 3.〉

② 보건복지부장관은 5년마다 제1항에 따른 응급구조사 업무범위의 적절성에 대한 조사를 실시하고, 중앙위원회의 심의를 거쳐 응급구조사 업무범위 조정을 위하여 필요한 조치를 할 수 있다. 〈신설 2019. 12. 3.〉

[전문개정 2011. 8. 4.]

제41조의2(응급구조사 업무지침의 개발 및 보급) ① 보건복지부장관은 응급구조사 업무의 체계적 · 전문적 관리를 위하여 보건복지부령으로 정하는 절차 · 내용 · 방법에 따라 응급구조사 업무지침을 작성하여 보급하여야 한다.

② 보건복지부장관은 제41조제2항에 따라 응급구조사의 업무범위를 조정한 경우에는 제1항에 따른 업무지침에 이를 반영하여야 한다. 〈신설 2019. 12. 3.〉

③ 응급구조사는 제41조에 따른 업무를 수행할 때 제1항에 따른 업무지침을 활용하여야 한다. 〈개정 2019. 12. 3.〉

[본조신설 2012. 5. 14.]

제42조(업무의 제한) 응급구조사는 의사로부터 구체적인 지시를 받지 아니하고는 제41조에 따른 응급처치를 하여서는 아니 된다. 다만, 보건복지부령으로 정하는 응급처치를 하는 경우와 급박한 상황에서 통신의 불능(不能) 등으로 의사의 지시를 받을 수 없는 경우에는 그러하지 아니하다.

[전문개정 2011. 8. 4.]

제43조(응급구조사의 보수교육 등) ① 보건복지부장관은 응급구조사의 자질향상을 위하여 필요한 보수교육을 매년 실시하여야 한다.

② 보건복지부장관은 제1항에 따른 보수교육에 관한 업무를 보건복지부령으로 정하는 관계 기관 또는 단체에 위탁할 수 있다.

③ 보건복지부장관은 제2항에 따라 보수교육에 관한 업무를 위탁하는 경우 보수교육의 실효성을 확보하기 위한 평가 및 점검을 매년 1회 이상 정기적으로 실시하여

야 한다.

④ 제1항에 따른 보수교육의 내용 · 대상과 제3항에 따른 평가 및 점검에 필요한 사항은 보건복지부령으로 정한다.

[전문개정 2012. 5. 14.]

제43조의2(응급구조학을 전공하는 학생의 응급처치 허용) 대학 또는 전문대학에서 응급구조학을 전공하는 학생은 보건복지부령으로 정하는 경우에 한하여 의사로부터 구체적인 지시를 받아 응급처치를 할 수 있다. 이 경우 제39조부터 제41조까지 및 제41조의2에 따른 응급구조사에 관한 규정을 준용한다.

[본조신설 2012. 5. 14.]

제8장 응급환자 이송 등 〈개정 2011. 8. 4.〉

제44조(구급차등의 운용자) ① 다음 각 호의 어느 하나에 해당하는 자 외에는 구급차등을 운용할 수 없다.

1. 국가 또는 지방자치단체
2. 「의료법」 제3조에 따른 의료기관
3. 다른 법령에 따라 구급차등을 둘 수 있는 자
4. 이 법에 따라 응급환자이송업(이하 "이송업"이라 한다)의 허가를 받은 자
5. 응급환자의 이송을 목적사업으로 하여 보건복지부장관의 설립허가를 받은 비영리법인

② 의료기관은 구급차등의 운용을 제1항제4호에 따른 이송업의 허가를 받은 자(이하 "이송업자"라 한다) 또는 제1항제5호에 따른 비영리법인에 위탁할 수 있다.

③ 제2항에 따라 구급차등의 운용을 위탁한 의료기관과 그 위탁을 받은 자는 보건복지부령으로 정하는 구급차등의 위탁에 대한 기준 및 절차를 지켜야 한다.

[전문개정 2011. 8. 4.]

제44조의2(구급차등의 운용신고 등) ① 제44조제1항제1호의 국가 또는 지방자치단체가 구급차등을 운용하고자 할 때에는 해당 구급차등을 관계 법령에 따라 등록한 후 지체 없이 보건복지부령으로 정하는 바에 따라 시장 · 군수 · 구청장에게 통보하여야 한다. 그 통보 후 보건복지부령으로 정하는 중요 사항을 변경할 때에도 같다.

② 제44조제1항제2호부터 제5호까지에 해당하는 자가 구급차등을 운용하고자 할 때에는 해당 구급차등을 관계 법령에 따라 등록한 후 지체 없이 보건복지부령으로

정하는 바에 따라 시장 · 군수 · 구청장에게 신고하여야 한다. 그 신고 후 보건복지부령으로 정하는 중요 사항을 변경할 때에도 같다. 〈개정 2016. 12. 2.〉

③ 시장 · 군수 · 구청장은 제2항에 따른 신고를 받은 경우 그 내용을 검토하여 이 법에 적합하면 신고를 수리하여야 한다. 〈신설 2020. 12. 29.〉

[본조신설 2013. 6. 4.]

제44조의3(구급차등의 말소신고 등) ① 제44조제1항제1호의 구급차등 운용자는 구급차등이 다음 각 호의 어느 하나에 해당하는 경우에는 보건복지부령으로 정하는 바에 따라 시장 · 군수 · 구청장에게 구급차등의 말소 통보를 하여야 한다.

1. 「자동차관리법」 제13조, 「항공안전법」 제15조 등 관계 법령에 따라 구급차등의 등록이 말소된 경우
2. 제46조의2에 따른 운행연한 또는 운행거리가 초과된 경우

② 제44조제1항제2호부터 제5호까지의 구급차등 운용자는 구급차등이 제1항 각 호의 어느 하나에 해당하는 경우에는 보건복지부령으로 정하는 바에 따라 시장 · 군수 · 구청장에게 구급차등의 말소 신고를 하여야 한다.

③ 시장 · 군수 · 구청장은 제1항 및 제2항에 따라 말소 통보 또는 신고를 하여야 하는 자가 말소 통보 또는 신고를 하지 아니할 경우 직권으로 말소할 수 있다.

[본조신설 2016. 12. 2.]

제44조의4(구급차등의 운용자의 명의이용 금지) 제44조제1항제2호부터 제5호까지의 구급차등 운용자는 자기 명의로 다른 사람에게 구급차등을 운용하게 할 수 없다.

[본조신설 2021. 3. 23.]

제45조(다른 용도에의 사용 금지) ① 구급차등은 다음 각 호의 용도 외에는 사용할 수 없다.

1. 응급환자 이송
2. 응급의료를 위한 혈액, 진단용 검사대상물 및 진료용 장비 등의 운반
3. 응급의료를 위한 응급의료종사자의 운송
4. 사고 등으로 현장에서 사망하거나 진료를 받다가 사망한 사람을 의료기관 등에 이송
5. 그 밖에 보건복지부령으로 정하는 용도

② 시 · 도지사 또는 시장 · 군수 · 구청장은 제1항 또는 제44조의2제2항을 위반한 구급차등의 운용자에 대하여는 그 운용의 정지를 명하거나 구급차등의 등록기관의 장

에게 해당 구급차등의 말소등록을 요청할 수 있다. 이 경우 말소등록을 요청받은 등록기관의 장은 해당 구급차등에 대한 등록을 말소하여야 한다. 〈개정 2013. 6. 4.〉

③ 시 · 도지사 또는 시장 · 군수 · 구청장은 관할 구역에서 운용되는 구급차의 제1항에 따른 용도 외의 사용 여부를 확인하기 위하여 필요한 경우 시 · 도경찰청장 또는 경찰서장에게 구급차의 교통법규 위반사항 확인을 요청할 수 있다. 이 경우 요청을 받은 시 · 도경찰청장 또는 경찰서장은 정당한 사유가 없으면 이에 따라야 한다. 〈신설 2017. 4. 18., 2020. 12. 22.〉

[전문개정 2011. 8. 4.]

제46조(구급차등의 기준) ① 구급차등은 환자이송 및 응급의료를 하는 데에 적합하게 설계 · 제작되어야 한다.

② 구급차의 형태, 표시, 내부장치 등에 관한 기준은 보건복지부와 국토교통부의 공동부령으로 정한다. 〈개정 2013. 3. 23., 2015. 1. 28., 2016. 12. 2.〉

[전문개정 2011. 8. 4.]

제46조의2(구급차 운행연한) ① 구급차는 보건복지부와 국토교통부의 공동부령으로 정하는 운행연한 및 운행거리를 초과하여 운행하지 못한다. 다만, 시장 · 군수 · 구청장은 관할 구역 내 구급차의 운행여건 등을 고려하여 보건복지부와 국토교통부의 공동부령으로 정하는 안전성 요건이 충족되는 경우에는 2년의 범위에서 운행연한을 연장할 수 있다.

② 시장 · 군수 · 구청장은 구급차의 제작 · 조립이 중단되거나 출고가 지연되는 등 부득이한 사유로 구급차의 수급이 현저히 곤란하다고 인정되는 때에는 보건복지부와 국토교통부의 공동부령으로 정하는 안전성 요건이 충족되는 경우 6개월의 범위에서 제1항에 따른 운행연한을 초과하여 운행하게 할 수 있다.

[본조신설 2016. 12. 2.]

제46조의3(응급의료 전용헬기) ① 보건복지부장관 또는 시 · 도지사는 응급의료 취약지역 응급환자의 신속한 이송 및 응급처치 등을 위하여 응급환자 항공이송을 전담하는 헬리콥터(이하 "응급의료 전용헬기"라 한다)를 운용할 수 있다.

② 보건복지부장관 또는 시 · 도지사는 응급의료 전용헬기의 환자인계점에 누구든지 쉽게 인식할 수 있도록 해당 인계점이 응급환자 이송을 위하여 사용된다는 사실과 환자인계점에서 제한되는 행위 등을 알리는 안내표지를 설치할 수 있다.

〈신설 2018. 12. 11.〉

③ 응급의료 전용헬기의 장비 · 의약품 · 환자인계점 관리 등에 필요한 사항은 보건복지부령으로 정한다. 〈개정 2018. 12. 11.〉

[본조신설 2016. 12. 2.]

제47조(구급차등의 장비) ① 구급차등에는 응급환자에게 응급처치를 할 수 있도록 의료장비 및 구급의약품 등을 갖추어야 하며, 구급차등이 속한 기관 · 의료기관 및 응급의료지원센터와 통화할 수 있는 통신장비를 갖추어야 한다. 이 경우 구급의약품의 적정상태를 유지하기 위하여 필요한 조치를 시행하여야 한다. 〈개정 2015. 1. 28., 2021. 3. 23.〉

② 구급차에는 응급환자의 이송 상황과 이송 중 응급처치의 내용을 파악하기 위하여 보건복지부령으로 정하는 기준에 적합한 다음 각 호의 장비를 장착하여야 한다. 이 경우 보건복지부령으로 정하는 바에 따라 장비 장착에 따른 정보를 수집 · 보관하여야 하며, 보건복지부장관이 해당 정보의 제출을 요구하는 때에는 이에 따라야 한다. 〈신설 2015. 1. 28.〉

1. 구급차 운행기록장치 및 영상기록장치(차량 속도, 위치정보 등 구급차의 운행과 관련된 정보를 저장하고 충돌 등 사고발생 시 사고 상황을 영상 등으로 저장하는 기능을 갖춘 장치를 말한다)
2. 구급차 요금미터장치(거리를 측정하여 이를 금액으로 표시하는 장치를 말하며, 보건복지부령으로 정하는 구급차에 한정한다)
3. 「개인정보 보호법」 제2조제7호에 따른 영상정보처리기기

③ 제1항에 따라 갖추어야 하는 의료장비 · 구급의약품 및 통신장비 등의 관리와 필요한 조치, 구급차등의 관리 및 제2항에 따른 장비의 장착 · 관리 등에 필요한 사항은 보건복지부령으로 정한다. 〈개정 2015. 1. 28., 2021. 3. 23.〉

④ 제2항제3호에 따른 장비는 보건복지부령으로 정하는 구급차 이용자 등의 동의 절차를 거쳐 개인영상정보를 수집하도록 하고, 이 법에서 정한 것 외에 영상정보처리기기의 설치 등에 관한 사항은 「개인정보 보호법」에 따른다. 〈신설 2015. 1. 28.〉

[전문개정 2011. 8. 4.]

제47조(구급차등의 장비) ① 구급차등에는 응급환자에게 응급처치를 할 수 있도록 의료장비 및 구급의약품 등을 갖추어야 하며, 구급차등이 속한 기관 · 의료기관 및 응급의료지원센터와 통화할 수 있는 통신장비를 갖추어야 한다. 이 경우 구급의약품의 적정상태를 유지하기 위하여 필요한 조치를 시행하여야 한다.

〈개정 2015. 1. 28., 2021. 3. 23.〉

② 구급차에는 응급환자의 이송 상황과 이송 중 응급처치의 내용을 파악하기 위하여 보건복지부령으로 정하는 기준에 적합한 다음 각 호의 장비를 장착하여야 한다. 이 경우 보건복지부령으로 정하는 바에 따라 장비 장착에 따른 정보를 수집·보관하여야 하며, 보건복지부장관이 해당 정보의 제출을 요구하는 때에는 이에 따라야 한다. 〈신설 2015. 1. 28., 2023. 3. 14.〉

1. 구급차 운행기록장치 및 영상기록장치(차량 속도, 위치정보 등 구급차의 운행과 관련된 정보를 저장하고 충돌 등 사고발생 시 사고 상황을 영상 등으로 저장하는 기능을 갖춘 장치를 말한다)
2. 구급차 요금미터장치(거리를 측정하여 이를 금액으로 표시하는 장치를 말하며, 보건복지부령으로 정하는 구급차에 한정한다)
3. 「개인정보 보호법」 제2조제7호에 따른 고정형 영상정보처리기기

③ 제1항에 따라 갖추어야 하는 의료장비·구급의약품 및 통신장비 등의 관리와 필요한 조치, 구급차등의 관리 및 제2항에 따른 장비의 장착·관리 등에 필요한 사항은 보건복지부령으로 정한다. 〈개정 2015. 1. 28., 2021. 3. 23.〉

④ 제2항제3호에 따른 장비는 보건복지부령으로 정하는 구급차 이용자 등의 동의 절차를 거쳐 개인영상정보를 수집하도록 하고, 이 법에서 정한 것 외에 고정형 영상정보처리기기의 설치 등에 관한 사항은 「개인정보 보호법」에 따른다. 〈신설 2015. 1. 28., 2023. 3. 14.〉

[전문개정 2011. 8. 4.]

[시행일: 2023. 9. 15.] 제47조

제47조의2(심폐소생을 위한 응급장비의 구비 등의 의무) ① 다음 각 호의 어느 하나에 해당하는 시설 등의 소유자·점유자 또는 관리자는 자동심장충격기 등 심폐소생술을 할 수 있는 응급장비를 갖추어야 한다. 〈개정 2009. 6. 9., 2011. 3. 8., 2011. 8. 4., 2012. 2. 1., 2016. 3. 29., 2016. 5. 29., 2018. 12. 11., 2019. 12. 3., 2021. 12. 21.〉

1. 「공공보건의료에 관한 법률」 제2조제3호에 따른 공공보건의료기관
2. 「119구조·구급에 관한 법률」제10조에 따른 구급대와 「의료법」 제3조에 따른 의료기관에서 운용 중인 구급차
3. 「항공안전법」 제2조제1호에 따른 항공기 중 항공운송사업에 사용되는 여객 항공기 및 「공항시설법」 제2조제3호에 따른 공항

4. 「철도산업발전 기본법」 제3조제4호에 따른 철도차량 중 객차
5. 「선박법」 제1조의2제1항제1호 및 제2호에 따른 선박 중 총톤수 20톤 이상인 선박
6. 대통령령으로 정하는 규모 이상의 「건축법」 제2조제2항제2호에 따른 공동주택
6의2. 「산업안전보건법」 제18조에 따라 보건관리자를 두어야 하는 사업장 중 상시 근로자가 300명 이상인 사업장
7. 그 밖에 대통령령으로 정하는 다중이용시설

② 제1항에 따라 자동심장충격기 등 심폐소생술을 할 수 있는 응급장비를 갖춘 경우 해당 시설 등의 소유자 · 점유자 또는 관리자는 그 사실을 보건복지부령으로 정하는 바에 따라 시장 · 군수 · 구청장에게 신고하여야 한다. 신고한 응급장비의 양도 · 폐기 · 이전 등 보건복지부령으로 정하는 중요 사항을 변경하려는 경우에도 또한 같다. 〈신설 2016. 12. 2.〉

③ 제1항에 따라 응급장비를 설치한 자는 해당 응급장비를 매월 1회 이상 점검하고 그 결과를 관할 시장 · 군수 · 구청장에게 통보하여야 한다.
〈신설 2012. 5. 14., 2016. 12. 2., 2021. 12. 21.〉

④ 제1항에 따라 자동심장충격기 등 심폐소생술을 할 수 있는 응급장비를 설치한 자는 해당 시설 등의 출입구 또는 여러 사람이 보기 쉬운 곳에 사용에 관한 안내표지판을 부착하여야 한다. 〈신설 2021. 12. 21.〉

⑤ 제1항에 따라 갖추어야 하는 응급장비의 관리 등에 필요한 사항은 보건복지부령으로 정한다. 〈개정 2012. 5. 14., 2016. 12. 2., 2021. 12. 21.〉

[본조신설 2007. 12. 14.]
[제목개정 2012. 5. 14.]

제48조(응급구조사 등의 탑승의무) 구급차등의 운용자는 구급차등이 출동할 때에는 보건복지부령으로 정하는 바에 따라 응급구조사를 탑승시켜야 한다. 다만, 의사나 간호사가 탑승한 경우는 제외한다.
[전문개정 2011. 8. 4.]

제48조의2(수용능력 확인 등) ① 응급환자 등을 이송하는 자(구급차등의 운전자와 제48조에 따라 구급차등에 동승하는 응급구조사, 의사 또는 간호사를 말한다)는 특별한 사유가 없는 한 보건복지부령으로 정하는 방법에 따라 이송하고자 하는 응급의료기관의 응급환자 수용 능력을 확인하고 응급환자의 상태와 이송 중 응급처치의 내용 등을 미리 통보하여야 한다. 〈개정 2017. 10. 24.〉

② 응급의료기관의 장은 제1항에 따른 응급환자 수용능력 확인을 요청받은 경우 정당한 사유 없이 응급의료를 거부 또는 기피할 수 없으며 응급환자를 수용할 수 없는 경우에는 제2조제7호의 응급의료기관등에 지체 없이 관련 내용을 통보하여야 한다. 〈개정 2015. 1. 28., 2021. 12. 21.〉

③ 제1항 및 제2항과 관련된 구체적인 기준, 방법, 절차 등 필요한 사항은 보건복지부령으로 정한다. 〈신설 2021. 12. 21.〉

[본조신설 2011. 8. 4.]

제49조(출동 및 처치 기록 등) ① 응급구조사가 출동한 때에는 보건복지부령으로 정하는 바에 따라 지체 없이 출동 사항, 제31조의4에 따른 응급환자의 중증도 분류 결과, 처치 내용 등을 기록하고 이를 소속 구급차등의 운용자와 해당 응급환자의 진료의사에게 제출하여야 한다. 다만, 응급구조사를 갈음하여 의사나 간호사가 탑승한 경우에는 탑승한 의사(간호사만 탑승한 경우에는 탑승 간호사)가 출동 및 처치 기록과 관련한 응급구조사의 임무를 수행하여야 한다. 〈개정 2016. 12. 2., 2021. 12. 21.〉

② 구급차등의 운용자는 구급차등의 운행과 관련하여 보건복지부령으로 정하는 바에 따라 운행기록대장을 작성하여야 한다. 〈신설 2016. 12. 2.〉

③ 제1항에 따른 기록을 제출받은 구급차등의 운용자는 그 기록을 보건복지부령으로 정하는 바에 따라 그 소재지를 관할하는 응급의료지원센터에 제출하여야 한다. 〈개정 2015. 1. 28., 2016. 12. 2.〉

④ 구급차등의 운용자는 제1항에 따라 제출받은 기록 및 제2항에 따라 작성한 운행기록대장을, 응급환자의 진료의사가 소속된 의료기관의 장은 제1항에 따라 제출받은 기록을 각각 보건복지부령으로 정하는 기간 동안 보존하여야 한다.
〈신설 2016. 12. 2.〉

⑤ 출동 및 처치 기록의 내용 및 방법 등에 관하여 필요한 사항은 보건복지부령으로 정한다. 〈개정 2016. 12. 2.〉

[전문개정 2011. 8. 4.]

[제목개정 2016. 12. 2.]

제50조(지도 · 감독) ① 시 · 도지사 또는 시장 · 군수 · 구청장은 관할 구역에서 운용되는 구급차등에 대하여 매년 한 번 이상 구급차등의 운용상황과 실태를 점검하여 그 결과에 따라 시정명령 · 정지명령 등 필요한 조치를 할 수 있다. 〈개정 2017. 10. 24.〉

② 시 · 도지사 또는 시장 · 군수 · 구청장은 관할 구역 내에 있는 제47조의2제1항

각 호의 시설 등에 대하여 매년 한 번 이상 자동심장충격기 등 심폐소생술을 할 수 있는 응급장비의 구비현황과 관리실태를 점검하여야 하며, 그 결과에 따라 시정명령 등 필요한 조치를 할 수 있다. 〈신설 2017. 10. 24.〉

[전문개정 2011. 8. 4.]

제51조(이송업의 허가 등) ① 이송업을 하려는 자는 보건복지부와 국토교통부의 공동부령으로 정하는 시설 등을 갖추어 관할 시·도지사의 허가를 받아야 한다. 이 경우 둘 이상의 시·도에서 영업을 하려는 경우에는 해당 시·도별로 시·도지사의 허가를 받아야 한다. 〈개정 2013. 3. 23.〉

② 시·도지사는 제1항에 따라 허가를 하는 경우에는 시설의 규모 등을 고려하여 영업지역을 제한하여 허가할 수 있다.

③ 이송업자가 대통령령으로 정하는 중요한 사항을 변경하려는 경우에는 관할 시·도지사의 변경허가를 받아야 한다.

④ 시·도지사는 제3항에 따른 변경허가의 신청을 받은 날부터 15일 이내에 변경허가 여부를 신청인에게 통지하여야 한다. 〈신설 2018. 12. 11.〉

⑤ 시·도지사는 제4항에서 정한 기간 내에 변경허가 여부 또는 민원 처리 관련 법령에 따른 처리기간의 연장 여부를 신청인에게 통지하지 아니하면 그 기간(민원 처리 관련 법령에 따라 처리기간이 연장 또는 재연장된 경우에는 해당 처리기간을 말한다)이 끝난 날의 다음 날에 변경허가를 한 것으로 본다. 〈신설 2018. 12. 11.〉

⑥ 이송업자가 제3항의 사항 외에 대통령령으로 정하는 사항을 변경하려는 경우에는 관할 시·도지사에게 신고하여야 한다. 이 경우 관할 시·도지사는 그 내용을 검토하여 이 법에 적합하면 신고를 수리하여야 한다. 〈개정 2018. 12. 11., 2020. 12. 29.〉

⑦ 이송업자는 제1항에 따른 시설 등의 기준을 지켜야 한다. 〈개정 2018. 12. 11.〉

[전문개정 2011. 8. 4.]

제52조(지도의사) ① 구급차등의 운용자(제44조제1항제2호에 따른 의료기관을 제외한다. 이하 이 조에서 같다)는 응급환자를 이송하기 위하여 구급차등을 사용하는 경우 상담·구조·이송 및 응급처치를 지도받기 위하여 지도의사(指導醫師)를 두거나 응급의료지원센터 또는 응급의료기관의 의사를 지도의사로 위촉하여야 한다. 〈개정 2015. 1. 28.〉

② 구급차등의 운용자에 따른 지도의사의 수(數)와 업무 및 선임(選任) 등에 관하여 필요한 사항은 보건복지부령으로 정한다.

[전문개정 2011. 8. 4.]

제53조(휴업 등의 신고) 이송업자는 이송업의 전부 또는 일부를 휴업·폐업 또는 재개업하려는 경우에는 보건복지부령으로 정하는 바에 따라 관할 시·도지사에게 신고하여야 한다.

[전문개정 2011. 8. 4.]

제54조(영업의 승계) ① 다음 각 호의 어느 하나에 해당하는 자는 이송업자의 지위를 승계한다.

1. 이송업자가 사망한 경우 그 상속인
2. 이송업자가 그 사업을 양도한 경우 그 양수인
3. 법인인 이송업자가 합병한 경우 합병 후 존속하는 법인이나 합병으로 설립되는 법인

② 다음 각 호의 어느 하나에 해당하는 절차에 따라 영업시설의 전부를 인수한 자는 그 이송업자의 지위를 승계한다. 〈개정 2016. 12. 27.〉

1. 「민사집행법」에 따른 강제경매
2. 「채무자 회생 및 파산에 관한 법률」에 따른 환가(換價)
3. 「국세징수법」, 「관세법」 또는 「지방세징수법」에 따른 압류재산의 매각
4. 그 밖에 제1호부터 제3호까지의 규정에 준하는 절차

③ 제1항이나 제2항에 따라 이송업자의 지위를 승계한 자는 60일 이내에 보건복지부령으로 정하는 바에 따라 관할 시·도지사에게 신고하여야 한다.

[전문개정 2011. 8. 4.]

제54조의2(유인·알선 등 금지) 제44조제1항에 따른 구급차등의 운용자는 영리를 목적으로 응급환자를 특정 의료기관 또는 의료인에게 이송 또는 소개·알선하거나 그 밖에 유인하거나 사주하는 행위를 하여서는 아니 된다.

[전문개정 2011. 8. 4.]

제54조의3(대규모 행사에서의 응급의료 인력 등 확보 의무) 대통령령으로 정하는 대규모 행사를 개최하려는 자는 응급환자의 발생 시 신속하고 적절한 응급의료를 제공하기 위하여 보건복지부령으로 정하는 바에 따라 응급의료 인력 및 응급이송수단 등을 확보하여야 한다.

[본조신설 2020. 12. 29.]

제9장 보칙 〈개정 2011. 8. 4.〉

제55조(응급의료종사자의 면허 · 자격 정지 등) ① 보건복지부장관은 응급의료종사자가 다음 각 호의 어느 하나에 해당하는 경우에는 그 면허 또는 자격을 취소하거나 6개월 이내의 기간을 정하여 그 면허 또는 자격을 정지시킬 수 있다.
〈개정 2016. 5. 29., 2020. 4. 7.〉

1. 제6조제2항, 제8조, 제18조제2항, 제39조, 제40조 또는 제49조제1항을 위반한 경우
2. 제24조제1항에 따른 이송처치료를 과다하게 징수하거나 같은 조 제2항을 위반하여 이송처치료 외에 별도의 비용을 징수한 때
3. 제32조제2항을 위반하여 응급환자에게 중대한 불이익을 끼친 경우

3의2. 제36조의2제3항 또는 제5항을 위반하여 다른 사람에게 자기의 성명을 사용하여 제41조에 따른 응급구조사의 업무를 수행하게 하거나 응급구조사 자격증을 다른 사람에게 빌려준 경우

4. 제37조의 결격사유에 해당하게 된 경우
5. 제42조를 위반하여 의사로부터 구체적인 지시를 받지 아니하고 응급처치를 한 경우
6. 제43조제1항에 따른 보수교육을 받지 아니한 경우
7. 그 밖에 이 법 또는 이 법에 따른 명령을 위반한 경우

② 보건복지부장관은 응급구조사가 제36조의3에 따른 신고를 하지 아니한 때에는 신고할 때까지 그 자격을 정지시킬 수 있다. 〈신설 2016. 12. 2.〉

③ 보건복지부장관, 시 · 도지사 또는 시장 · 군수 · 구청장은 의료기관이나 이송업자 또는 구급차등을 운용하는 자가 다음 각 호의 어느 하나에 해당하는 경우에는 의료기관 등의 개설 또는 영업에 관한 허가를 취소(신고대상인 경우에는 폐쇄를 말한다. 이하 제4항에서 같다)하거나 6개월 이내의 기간을 정하여 그 업무의 정지를 명할 수 있다. 〈개정 2015. 1. 28., 2016. 12. 2., 2017. 10. 24., 2020. 12. 29., 2021. 3. 23.〉

1. 제18조제2항, 제28조제3항, 제32조제1항, 제33조제1항, 제35조의2제1항, 제44조제3항, 제44조의2제2항, 제44조의4, 제45조제1항, 제46조의2, 제47조제1항 · 제2항, 제48조, 제49조제3항 · 제4항, 제51조제3항부터 제5항까지, 제52조제1항, 제53조, 제54조제3항, 제54조의2 또는 제59조를 위반한 경우

2. 제22조제1항에 따른 미수금의 대지급을 부정하게 청구한 경우
3. 제24조제1항에 따른 이송처치료를 과다하게 징수하거나 같은 조 제2항을 위반하여 이송처치료 외에 별도의 비용을 징수한 때
4. 제34조에 따라 당직의료기관으로 지정받은 자가 응급의료를 하지 아니한 경우
5. 제50조제1항에 따른 시정명령 · 정지명령 등 필요한 조치를 따르지 아니한 경우
6. 그 밖에 이 법 또는 이 법에 따른 명령을 위반한 경우

④ 제3항에 따라 영업허가의 취소처분을 받은 자는 그 처분을 받은 날부터 1년 이내에는 그 업을 개설 · 운영하지 못한다. 〈개정 2016. 12. 2.〉

⑤ 제1항과 제3항에 따른 행정처분의 세부 사항은 보건복지부령으로 정한다. 〈개정 2016. 12. 2.〉

[전문개정 2011. 8. 4.]

제56조(청문) 보건복지부장관, 시 · 도지사 또는 시장 · 군수 · 구청장은 다음 각 호의 어느 하나에 해당하는 처분을 하려면 청문을 하여야 한다. 〈개정 2013. 6. 4., 2016. 12. 2.〉

1. 제35조제1항에 따른 응급의료기관의 지정의 취소
2. 제55조제1항에 따른 응급의료종사자의 면허 또는 자격의 취소
3. 제55조제3항에 따른 의료기관 등의 개설 또는 영업에 관한 허가의 취소 및 폐쇄명령

[전문개정 2011. 8. 4.]

제57조(과징금) ① 보건복지부장관, 시 · 도지사 또는 시장 · 군수 · 구청장은 의료기관이나 이송업자 또는 구급차등을 운용하는 자가 제55조제3항 각 호의 어느 하나에 해당하는 경우로서 그 업무의 정지가 국민보건의료에 커다란 위해를 가져올 우려가 있다고 인정되는 경우에는 업무정지처분을 갈음하여 3억원 이하의 과징금을 부과할 수 있다. 이 경우 과징금의 부과 횟수는 세 번을 초과할 수 없다. 〈개정 2016. 12. 2., 2018. 12. 11.〉

② 제1항에 따라 과징금을 부과하는 위반행위의 종류, 위반 정도에 따른 과징금의 금액과 그 밖에 필요한 사항은 대통령령으로 정한다.

③ 제1항에 따른 과징금을 내야 할 자가 납부기한까지 이를 내지 아니하면 보건복지부장관은 국세 체납처분의 예에 따라 징수하고, 시 · 도지사 및 시장 · 군수 · 구청장은 「지방행정제재 · 부과금의 징수 등에 관한 법률」에 따라 징수한다.

〈개정 2013. 8. 6., 2020. 3. 24.〉
[전문개정 2011. 8. 4.]

제58조(권한의 위임) 이 법에 따른 보건복지부장관의 권한은 그 일부를 대통령령으로 정하는 바에 따라 시·도지사 또는 시장·군수·구청장에게 위임할 수 있다.
[전문개정 2011. 8. 4.]

제59조(유사명칭 사용 금지) ① 이 법에 따른 응급구조사, 구급차, 중앙응급의료센터·권역응급의료센터·권역외상센터·전문응급의료센터·지역응급의료센터·지역외상센터·지역응급의료기관 또는 응급의료지원센터가 아니면 각각의 명칭 또는 이와 유사한 명칭을 사용하지 못한다. 〈개정 2015. 1. 28., 2016. 12. 2.〉
② 다음 각 호 외의 의료기관은 응급환자 진료와 관련된 명칭이나 표현을 사용하거나 외부에 표기하여서는 아니 된다. 〈개정 2020. 12. 29.〉
1. 이 법에 따라 지정받은 응급의료기관
2. 제35조의2제1항에 따라 신고한 의료기관
3. 종합병원
[전문개정 2011. 8. 4.]

제59조의2(업무 검사와 보고 등) ① 보건복지부장관, 시·도지사 또는 시장·군수·구청장은 응급의료종사자 및 응급의료기관등에 대한 지도·감독이 필요하다고 인정되는 경우 관계 공무원으로 하여금 그 업무 상황, 시설 또는 진료기록부, 간호기록부, 제49조에 따른 출동 및 처치 기록지, 운행기록대장 등 관계 서류를 검사하게 하거나 관계인에게서 진술을 들어 사실을 확인하게 할 수 있으며, 응급의료종사자 및 응급의료기관등에게 필요한 사항의 보고 또는 관계 서류의 제출을 명할 수 있다. 이 경우 응급의료종사자 및 응급의료기관등은 정당한 사유 없이 이를 거부하지 못한다.
② 제1항의 경우 관계 공무원은 그 권한을 표시하는 증표 및 조사목적, 조사기간, 조사범위, 조사담당자, 관계 법령 등이 기재된 조사명령서를 지니고 이를 관계인에게 보여주어야 한다.
③ 보건복지부장관은 시·도지사 또는 시장·군수·구청장에게 관할 구역 내 응급의료종사자 및 응급의료기관등에 대하여 제1항에 따른 업무 검사와 보고 등을 실시할 것을 요구할 수 있다.
[본조신설 2021. 12. 21.]

제10장 벌칙 〈개정 2011. 8. 4.〉

제60조(벌칙) ① 「의료법」 제3조에 따른 의료기관의 응급실에서 응급의료종사자(「의료기사 등에 관한 법률」 제2조에 따른 의료기사와 「의료법」 제80조에 따른 간호조무사를 포함한다)를 폭행하여 상해에 이르게 한 사람은 10년 이하의 징역 또는 1천만원 이상 1억원 이하의 벌금에 처하고, 중상해에 이르게 한 사람은 3년 이상의 유기징역에 처하며, 사망에 이르게 한 사람은 무기 또는 5년 이상의 징역에 처한다. 〈신설 2019. 1. 15.〉

② 다음 각 호의 어느 하나에 해당하는 자는 5년 이하의 징역 또는 5천만원 이하의 벌금에 처한다. 〈개정 2015. 1. 28., 2019. 1. 15.〉

1. 제12조를 위반하여 응급의료를 방해하거나 의료용 시설 등을 파괴·손상 또는 점거한 사람
2. 제36조에 따른 응급구조사의 자격인정을 받지 못하고 응급구조사를 사칭하여 제41조에 따른 응급구조사의 업무를 한 사람
3. 제51조제1항을 위반하여 이송업 허가를 받지 아니하고 이송업을 한 자

③ 다음 각 호의 어느 하나에 해당하는 사람은 3년 이하의 징역 또는 3천만원 이하의 벌금에 처한다. 〈개정 2015. 1. 28., 2016. 5. 29., 2019. 1. 15., 2020. 4. 7.〉

1. 제6조제2항을 위반하여 응급의료를 거부 또는 기피한 응급의료종사자

1의2. 제36조의2제3항을 위반하여 다른 사람에게 자기의 성명을 사용하여 제41조에 따른 응급구조사의 업무를 수행하게 한 자

1의3. 제36조의2제5항을 위반하여 다른 사람에게 자격증을 빌려주거나 빌린 자

1의4. 제36조의2제6항을 위반하여 자격증을 빌려주거나 빌리는 것을 알선한 자

2. 제40조의 비밀 준수 의무를 위반한 사람. 다만, 고소가 있어야 공소를 제기할 수 있다.
3. 제42조를 위반하여 의사로부터 구체적인 지시를 받지 아니하고 응급처치를 한 응급구조사

④ 다음 각 호의 어느 하나에 해당하는 자는 1년 이하의 징역 또는 1천만원 이하의 벌금에 처한다. 〈개정 2015. 1. 28., 2016. 12. 2., 2019. 1. 15., 2021. 3. 23.〉

1. 제18조제2항을 위반한 응급의료종사자, 의료기관의 장 및 구급차등을 운용하는 자
2. 제44조제1항을 위반하여 구급차등을 운용한 자
3. 제44조의4를 위반하여 자기 명의로 다른 사람에게 구급차등을 운용하게 한 자

4. 제45조제1항을 위반하여 구급차등을 다른 용도에 사용한 자

[전문개정 2011. 8. 4.]

제61조(양벌규정) 법인의 대표자나 법인 또는 개인의 대리인, 사용인, 그 밖의 종업원이 그 법인 또는 개인의 업무에 관하여 제60조의 위반행위를 하면 그 행위자를 벌하는 외에 그 법인 또는 개인에게도 해당 조문의 벌금형을 과(科)한다. 다만, 법인 또는 개인이 그 위반행위를 방지하기 위하여 해당 업무에 관하여 상당한 주의와 감독을 게을리하지 아니한 경우에는 그러하지 아니하다.

[전문개정 2011. 8. 4.]

제62조(과태료) ① 다음 각 호의 어느 하나에 해당하는 자에게는 300만원 이하의 과태료를 부과한다. 〈개정 2012. 5. 14., 2013. 6. 4., 2016. 5. 29., 2016. 12. 2., 2021. 12. 21.〉

1. 제31조의2를 위반하여 응급의료기관의 지정기준에 따른 시설 · 인력 · 장비 등을 유지 · 운영하지 아니한 자

1의2. 제31조의5제2항을 위반하여 응급실에 출입하는 보호자 등의 명단을 기록 또는 관리하지 아니한 자

2. 제32조제4항을 위반하여 당직전문의등 또는 당직전문의등과 동등한 자격을 갖춘 것으로 인정되는 자로 하여금 응급환자를 진료하게 하지 아니한 자

3. 제33조를 위반하여 예비병상을 확보하지 아니하거나 응급환자가 아닌 사람에게 예비병상을 사용하게 한 자

3의2. 제47조의2제1항을 위반하여 자동심장충격기 등 심폐소생술을 할 수 있는 응급장비를 갖추지 아니한 자

3의3. 제48조 본문을 위반하여 응급구조사를 탑승시키지 아니한 자

3의4. 제47조의2제2항을 위반하여 자동심장충격기 등 심폐소생술을 할 수 있는 응급장비의 설치 신고 또는 변경 신고를 하지 아니한 자

4. 제39조 또는 제49조제1항부터 제4항까지를 위반하여 준수 사항을 지키지 아니하거나 출동 및 처치 기록 등에 관한 의무를 이행하지 아니한 자

4의2. 제44조의2제2항에 따른 신고를 하지 아니하고 구급차등을 운용한 자

4의3. 제44조의3제1항 및 제2항을 위반하여 말소 통보 또는 신고를 하지 아니한 자

4의4. 제46조의2에 따른 운행연한 또는 운행거리를 초과하여 구급차를 운용한 자

5. 제51조제3항, 제53조 또는 제54조제3항에 따른 변경허가를 받지 아니하거나

신고를 하지 아니한 자

6. 제59조를 위반하여 응급구조사 · 중앙응급의료센터 등의 명칭 또는 이와 비슷한 명칭을 사용하거나, 응급환자 진료와 관련된 명칭이나 표현을 사용하거나 외부에 표기한 자
7. 제59조의2제1항에 따른 검사 등을 거부 · 방해 또는 기피하거나, 보고 또는 관계 서류 제출을 하지 아니한 자

② 제1항에 따른 과태료는 대통령령으로 정하는 바에 따라 보건복지부장관, 시 · 도지사 또는 시장 · 군수 · 구청장이 부과 · 징수한다. 〈개정 2018. 12. 11.〉

[전문개정 2011. 8. 4.]

제63조(응급처치 및 의료행위에 대한 형의 감면) ① 응급의료종사자가 응급환자에게 발생한 생명의 위험, 심신상의 중대한 위해 또는 증상의 악화를 방지하기 위하여 긴급히 제공하는 응급의료로 인하여 응급환자가 사상(死傷)에 이른 경우 그 응급의료행위가 불가피하였고 응급의료행위자에게 중대한 과실이 없는 경우에는 정상을 고려하여 「형법」 제268조의 형을 감경(減輕)하거나 면제할 수 있다.

② 제5조의2제1호나목에 따른 응급처치 제공의무를 가진 자가 응급환자에게 발생한 생명의 위험, 심신상의 중대한 위해 또는 증상의 악화를 방지하기 위하여 긴급히 제공하는 응급처치(자동심장충격기를 사용하는 경우를 포함한다)로 인하여 응급환자가 사상에 이른 경우 그 응급처치행위가 불가피하였고 응급처치행위자에게 중대한 과실이 없는 경우에는 정상을 고려하여 형을 감경하거나 면제할 수 있다.
〈개정 2016. 5. 29.〉

[전문개정 2011. 8. 4.]

제64조(「형법」상 감경규정에 관한 특례) 음주로 인한 심신장애 상태에서 제12조를 위반하는 죄를 범한 때에는 「형법」 제10조제1항을 적용하지 아니할 수 있다.

[본조신설 2019. 1. 15.]

부칙 〈제19124호, 2022. 12. 27.〉

이 법은 공포한 날부터 시행한다.

응급구조사 자격시험

부록2

1. 응시자격

가. 다음 각 호의 자격이 있는 자가 응시할 수 있다.

(1) 1급 응급구조사

- 대학 또는 전문대학에서 응급구조학을 전공하고 졸업한 자.
- 보건복지부장관이 인정하는 외국인 응급구조사 자격인정을 받은 자
- 2급 응급구조사로서 실제 응급구조사 업무에 3년 이상 종사한 자

(2) 2급 응급구조사

- 보건복지부장관이 지정하는 응급구조사 양성기관에서 대통령령으로 정하는 양성과정을 마친 사람
- 외국의 응급구조사 자격인정을 받은 자 중 보건복지부장관이 응시자격이 있다고 인정된 자.

나. 다음 각 호에 해당하는 자는 응시할 수 없다.

- 정신보건법」 제3조제1호에 따른 정신질환자. 다만, 전문의가 응급구조사로서 적합하다고 인정하는 사람은 그러하지 아니하다.
- 마약 · 대마초 또는 향정신성 의약품 중독자
- 피성년후견인 · 피한정후견인
- 다음 각 목의 어느 하나에 해당하는 법률을 위반하여 금고 이상의 실형을 선고받고 그 집행이 끝나지 아니하거나 면제되지 아니한 사람

가. 이 법

나. 「형법」 제233조, 제234조, 제268조(의료과실만 해당한다), 제269조, 제270조제1항부터 제3항까지, 제317조제1항

다. 「보건범죄 단속에 관한 특별조치법」, 「지역보건법」, 「국민건강증진법」, 「후천성면역결핍증 예방법」, 「의료법」, 「의료기사 등에 관한 법률」, 「시체 해부 및 보존에 관한 법률」, 「혈액관리법」, 「마약류 관리에 관한 법률」, 「모자보건법」, 「국민건강보험법」

[제목개정 2011.8.4.]

2. 시험방법

시험종별	실기/필기	시험 과목 수	문제수	배점	총점	문제형식
1급 응급구조사	필기	5	230	1점/1문제	230	객관식 5지 선다형
	실기	1	3	10~30점/1문제	60	기능측정
2급 응급구조사	필기	5	140	1점/1문제	140	객관식 5지 선다형
	실기	1	3	10~30점/1문제	60	기능측정

3. 시험시간표

가. 1급 응급구조사(필기시험)

교시	시험과목(문제수)	교시별 문제수	시험 형식	입작시간	시험시간
1교시	기초의학(30) 응급환자관리(40) 전문응급처치학총론(30) 응급의료관련법령(20)	120	객관식	~08:30	09:00~10:45 (90분)
2교시	전문응급처치학각론(110)	110	객관식	~11:10	11:20~12:55 (90분)

나. 2급 응급구조사(필기시험)

교시	시험과목(문제수)	교시별 문제수	시험형식	입작시간	시험시간
1교시	기본응급처치학총론(20) 기본응급환자관리(20) 응급의료관련법령(20)	60	객관식	~08:30	09:00~09:50 (60분)
2교시	기본응급처치학각론(60) 응급의료 장비(20)	80	객관식	~10:10	10:20~11:30 (70분)

4. 합격자 결정 및 발표

가. 합격자 결정

① 실기시험 60%이상을 득점하고, 필기시험의 매 과목 40%이상을 득점한 자, 필기시험 및 실기시험을 합산하여 60%이상을 득점한 자를 합격자로 한다.

② 응시자격이 없는 것으로 확인된 경우에는 합격자 발표 이후에도 합격을 취소한다.

나. 합격자발표

① 국시원 홈페이지:www.kuksiwon.or.kr

② ARS 전화번호:060-700-2353

부록3 응급처치 관련 용어해설

가

간질 발작의 형태와 기간이 다양한 만성발작으로써 약물로 조절이 가능한 질병

개방상처 피부가 파열된 상처

경(목)동맥 머리와 목으로 가는 주요혈관.

고정 부목 사용 또는 다른 방법으로 손상 부위를 움직이지 않게 하는 방법

고혈당증 혈액내 당 농도가 매우 높은 상태

골(뼈) 골격을 구성하는 단단한 조직

골격근 뼈에 붙어 있는 근육

골반 몸통의 아랫부분으로 창자, 방광, 생식기가 있다.

골절 뼈 조직이 부러지거나 파열된(금이 간) 상태

과량 복용 중독 또는 치명적 효과를 나타낼 정도의 많은 양의 물질을 복용한 상태

관상동맥 심장근육에 산소가 풍부한 혈액을 공급하는 동맥

관절 2개 이상의 뼈가 연결되어 있는 구조물

광견병 감염된 동물의 침을 통해 전염되는 바이러스성 질병

구명대 사람이 입거나 잡고 있으면 물에 뜰 수 있는 쿠션이나 구명조끼 등 부력이 있는 물체

구조호흡 숨을 쉬지 않는 부상자에게 숨을 쉬도록 하는 (인위적으로 공기를 불어넣는) 방법.

근염좌(좌상) 근육이나 힘줄(건)이 늘어나거나 찢어진 상태

근육 운동을 하기 위한 수축 이완 기능을 하는 섬유조직

금단 증상 습관성 중독이 된 물질이나 약물을 중단했을 때 일어나는 정신적, 육체적, 감정적 괴로움과 물질을 복용하고 싶다는 강박적 충동 상태

기관(숨통) 상부기도에서 허파로 숨길을 이어 숨을 쉬게 하는 관(튜브)

기도(숨길) 공기가 입이나 코를 통해 폐로 들어가는 통로

기도폐쇄 기도(숨길)가 막혀 허파 속으로 공기가 들어가지 못하는 상태.

나

내부출혈 체내에 일어나는 출혈

내성 물질이 계속 사용하는 사람이 원하는 효과를 얻기 위해서 점차 많은 양을 필요로 하거나 자주 복용하게 되는 상태

뇌(골) 모든 신체기능을 조절하는 신경계통의 중추

뇌졸중 영구적 장애를 남기는 뇌 일부의 혈류 장애

뇌진탕 일시적인 뇌기능 손상, 대부분의 경우 뇌에 영구적 장애는 없다.

다

다리 골반부터 발까지의 하지 전체

당뇨 부상자 인슐린의 분비 및 작용에 문제가 있는 질병인 당뇨병을 앓고 있는 부상자

당뇨(성) 응급 인슐린의 불균형에 의한 부상자의 응급상황

대량출혈 단시간 내에 많은 양의 혈액이 손실되는 상태

대퇴 골반과 무릎사이의 하지

독 체내에 유입되면 손상이나 질병 또는 사망을 유발하는 물질

독극물 정보센터(PCC , Poison Control Center) 중독 부상자나 중독된 부상자의 응급처치와 치료에 관한 정보를 제공하는 건강정보센터

독극물 통제센터 전문처치원으로 구성되어 독극물 중독부상자의 처치를 지휘하는 곳

동맥 심장으로부터 신체 모든 부위로 산소가 풍부한 혈액을 보내는 혈관

동상 몸의 일부 조직이 얼어 발생하는 심각한 상태를 말하며, 주로 손가락, 발가락, 귀, 코 등에서 자주 발생함

동의 조난자가 구조원의 처치와 보호를 받아들이는 허락

드레싱 상처에 직접 대어 혈액, 체액을 흡수시키고 감염을 예방하기 위한 물건 또는 그 행위

라

라임병 감염된 진드기 등에 의해 전염되는 질병

마

맥박 심장박동을 피부 바로 밑의 동맥에서 느낄 수 있는 박동

머리 뒤로 젖히기/턱 끌어올리기 숨을 쉬지 않는 부상자의 기도개방 방법

모세혈관 동맥과 정맥을 잇는 가는 혈관으로, 혈액 속의 산소와 영양소를 조직으로 보내고 노폐물을 받아내는 기능을 함

물질(약물) 남용 건강에 대한 관심 없이 또는 의학적인 처방 없이 고의적이고 지속적으로 과량의 물질을 사용하는 것

물질(약물) 오용 사용하겠다는 의도가 없었거나 의도는 있었으나 적당하지 않은 많은 양의 물질을 복용하는 것

바

발작 뇌의 전기 작용의 이상에 의해 의식 소실과 조절 불가능한 근육 운동을 일으킨 상태

복부 몸통의 가운데 부분으로 위장, 간장, 비장 등의 장기가 있다.

부목 신체의 일부를 움직이지 못하도록 고정하는 기구

붕대 신체의 일부를 감싸거나 덮는 데 쓰이는 물건으로 흔히 드레싱 또는 부목의 고정에 사용된다.

뼈 신체의 골격을 구성하는 치밀하고 딱딱한 조직

사

사지 팔, 다리, 손, 발

상박(위팔) 어깨부터 팔꿈치까지의 팔 위 부분

상처 연부조직에 생긴 조상

상해 외부의 힘(폭발, 추락, 매몰 등)에 의해 신체가 손상을 입은 상태

생명기관 대뇌, 심장, 허파를 비롯한 그 기능이 생명에 필수적인 기관

생본 수영(떠 있기) 물에 빠졌을 때 구조될 때까지 에너지 소모를 최소화하기 위해 머리를 밑으로 하고 떠있는 방법

생체징후 호흡, 맥박, 피부색깔 등 부상자의 상태를 알아볼 수 있는 밖으로 나타나는 주요정보

섭취된 독 입을 통하여 체내로 유입된 독극물

성기 외부에 노출되어 있는 생식기

세포 모든 살아있는 조직의 기본단위

손가락으로 꺼내기 부상자의 상부기도(입안)에 있는 이물을 손가락으로 휘저어 제거하는 방법

쇼크 신체 각 부위에 산소가 풍부한 혈액을 알맞게 공급하지 못하는 순환기계통의 부진 상태

습관성 중독 일정한 물질에 대한 피할 수 없는 강박적 욕구가 있으며 그 사용을 중단하면 정신적, 육체적, 감정적 불안과 불편이 발생하는 상태

신경 대뇌와 신체 각 부분으로 자극을 보내거나 받는 신체계통의 일부

실신 일시적인 뇌 혈류의 감소로 인하여 발생하는 의식 소실

심장 펌프작용을 하여 신체 각 부분으로 혈액을 보내는 근육기관

심장발작 충분한 산소가 들어 있는 혈액을 공급받지 못해 심장근육이 죽게 되는 급성 질환

심장정지 심장이 정지되었거나 심장박동이 있어도 너무 불규칙하고 약해서 혈액 방출을 제대로 못하는 상태

심장혈관 질환 심장 및 혈관에 생긴 질환, 보통은 심장병이라 함

심폐소생법 심장박동과 호흡이 정지된 부상자를 소생시키기 위해 구조호흡과 가슴압박(심장마사지)을 하는 방법(기술)

➡아

아나필락시스(과민반응) 심각한 알레르기 반응으로 쇼크 등을 유발함

압박붕대 상처를 압박하도록 감아 지혈을 돕는 붕대

약 몸의 기능에 영향을 미치는 음식물 이외의 물질

억제제(우울제) 중추신경계에 영향을 끼쳐 육체적, 정신적 활동을 저하시키는 물질

연부조직 표피, 지방층 및 근육을 포함하는 신체의 구조물

열경련 온도가 약간 높은 상황에서 운동이나 일을 한 후 골격근에서 발생하는 통

증을 통한 강직성 경련으로, 종아리 근육이나 복부 근육에서 자주 발생한다.

열사병 체내 냉각 중추가 파괴되어 체온 조절 기능의 상실과 신체 구조의 기능 부전이 발생하는 생명이 위태로운 상태

열탈진 뜨거운 상황에서 심한 운동이나 일을 한 후에 발생하는 일종의 쇼크

염좌 관절의 인대나 연부조직이 늘어나거나 찢어진 상태

외부출혈 눈으로 볼 수 있는 출혈

위험 요소 어떤 병을 일으키기 쉬운 상태나 행동

응고 상처받은 조직의 혈관에서 나온 혈액이 진해지면서 혈관 손상부를 감싸 출혈을 막는 과정

응급 즉시 행동을 개시해야 되는 상황

응급구조사(EMT; Emergency Medical Technician) 응급구조사 훈련과정을 마친 전문인력, 응급구조사는 전문분야에 따라 여러 단계로 나눌 수 있다.

응급구조활동의 원칙 어떤 응급상황에서나 구조활동의 지침이 되는 4가지 단계

응급의료서비스(EMS)요원 지역 응급연락망을 통해 급부상자나 조난자를 도우러 오는, 응급의료 및 구조의 훈련이 되어 있고 장비를 갖춘 사람

응급의료서비스체계(EMS; Emergency Medical System) 조난자나 위급한 부상자를 응급구조 할 수 있게 되어 있는 지역의 연락망과 응급의료인력

응급질환 응급치료를 받아야 하는 급성 질환

응급처치 손상을 입은 조난자나 부상자에게 전문치료를 받기 전까지 해주는 적절한 처치와 보호

의존성 일정한 물질을 계속 사용하고 싶은 욕구

익사 물에 빠져 질식하여 사망하는 경우

익수 물에 빠진 사람이 살아있는 상태

인대 관절의 뼈들을 연결하는 단단한 섬유성 띠

인슐린 체내에서 당분을 에너지로 사용할 수 있도록 하는 호르몬으로 당뇨병 치료에 자주 사용된다.

일과성 허혈발작 영구적 장애는 남지 않는 일시적 뇌혈류 장애. 소(작은)뇌졸증이라고도 함

일부층 화상 피부의 표피와 진피만 손상된 화상. 피부가 붉고 축축하며 물집이 생긴다.

일직선 안정법 부상자 처치중 머리와 목을 움직이지 않도록 일직선으로 유지하는 방법

자

저체온 정상 체온을 유지시키는 체내 기온 증추가 파괴되어 체온이 완전히 떨어진 생명이 위험한 상태

저혈당증 혈액내 당 농도가 매우 낮은 상태

전층 화상 피부와 피하조직이 모두 손상된 심한 화상. 피부가 숯처럼 될 수 있다.

정맥 신체 각 부분에 산소를 공급하고 심장으로 돌아오는 혈액이 이동하는 혈관

조직 특별한 신체의 기능을 상호작용하여 실행하는 비슷한 세포집단

종아리(하퇴) 무릎부터 발목까지의 다리 아래 부분을 말함

주사된 독 물리거나 쏘이거나 주사 바늘을 통하여 체내로 유입된 독극물

중증 화상 생명이 위험하거나 장애 또는 기형을 초래하고 입원 치료가 필요한 화상

지압점 신체 외부에서 큰 혈관을 뼈에 대고 눌러 혈류를 느리게 하거나 지혈시킬 수 있는 부위

직접압박 지혈하기 위해 손으로 직접 상처를 누르는 응급처치법

차

척수 대뇌에서 나와 대뇌 바닥에서 등 아래쪽으로 내려가는 신경다발로 척추강의 보호받음

척주 두개골 밑으로부터 요추 끝까지 척추뼈로 구성된 기둥

척추뼈 척주를 구성하는 33개의 뼈

초기 처치원(대응인) 응급처치훈련을 받고 일상 업무의 일부로 초기단계에 구조 및 응급처치에 참여하는 사람

치료제 정신적 또는 육체적 건강을 호전시키거나 질병 치료에 효과가 있는 약물

카

콜레스테롤 신체 조직에 만들어지는 또는 어떤 종류의 음식에 들어 있는 지방 성분으로, 혈액 속에 콜레스테롤이 너무 많으면 동맥벽에 침착되어 혈류를 방해하거나 차단시킨다.

타

탈구 관절의 뼈가 정상위치에서 벗어난 상태

파

팔 어깨에서 손에 이르는 상지 전체

팔뚝(전박) 팔꿈치로부터 손목까지

폐(허파) 한 쌍으로 된 신체기관의 하나로 숨을 쉬어 산소를 받아들이고 이산화탄소를 보냄

폐쇄상처 피부의 파열 없이 피하조직이 손상을 입은 상처

표피 화상 피부의 가장 바깥층에만 손상을 입힌 화상.

하

현장 대응인 일반인으로서 응급상황을 인지하고 돕기로 결정한 사람

혈량 신체 안에서 순환하는 혈액의 총량

혈액량 신체 내를 순환하는 혈액의 총량

호기(날숨) 허파에서 빠져나가는 공기. 내쉬는 숨

호흡 신체가 산소를 받아들이고 탄산가스를 내보내는 등의 숨쉬는 과정

호흡 응급 숨을 쉬지 못하여 생명이 응급한 상태.

호흡곤란 숨쉬는 것이 힘든 상태.

호흡정지 숨이 멈춘 상태.

호흡기(들숨) 허파로 들어가는 공기. 들이쉬는 숨

화상 열, 화학 물질, 전기 또는 방사선에 의해 피부나 기타 신체부위에 생긴 상해

환각제 감정, 감각, 사고, 기분과 자의식에 영향을 미치며, 시간과 공간에 대한 인식의 변화와 망상을 유발하는 물질

부상자(환자) 상태에 대한 1차기본조사 조난자의 생명과 직결된 위험상황을 알아보는 것.

부상자(환자) 상태에 대한 2차조사 손상이나 질병을 처치하지 않을 경우에 생명이 위험해 질 수 있는 요인을 알아보는 것

흉골(가슴뼈) 흉곽(늑강)의 앞쪽에 있는 길고 편평한 뼈

흉곽(늑강) 12쌍의 늑골과 흉골(가슴뼈), 척추뼈로 둘러싸인 공간

흉부 몸통의 위 부분으로 심장, 폐, 주요 혈관 등이 있다.

흡수된 독 피부를 통하여 체내로 유입된 독극물

흡입 혈액이나 토물, 타액 또는 다른 물건이 허파로 들어가는 것.

흡입된 독 호흡시 폐를 통하여 체내로 유입된 독극물

흡입제 흡입에 의해 효과가 나타나는 물질

흥분제 중추신경계를 자극하여 육체적, 정신진적 활동을 활발하게 만드는 물질

힘줄(건) 근육과 뼈를 연결하는 섬유성 띠

부록4 Learning&Teaching 시나리오

심폐소생술 L&T시나리오

1. 봄이 오늘 길목이라 다소 차가운 날씨에 교육받느라 고생이 많다.

2. 오늘은 기본소생술에 대하여 배워보기로 하겠다.

3. 심폐소생술이란 심정지로 인한 주요 장기의 비가역적 손상을 막기 위하여 흉부압박과 인공호흡을 시행하여 산소공급을 유지하고 궁극적으로 환자의 심박동을 회복시켜 심정지 환자를 소생시키고자 처치하는 것을 말한다.

4. 그러면 기본소생술 절차에 대하여 알아보도록 하자
   김성종 용사 무엇부터 해야 하는지 한번 말해볼까?
   그렇지 잘했다. 지금 말한 것처럼 맨 먼저 "의식확인"을 실시한다.
   의식확인은 환자의 어개를 가볍게 치면서 괜찮아요? 라고 물어본다.

두 번째는 "응급의료체계 도움요청"이다. 대표적인 전화는 119이며 군부대에서는 의무대에 신고하면 된다. 이때 정확한 신고를 위하여 주변에있는 사람의 특징을 이야기하면서 신고하도록 유도한다. "체크남방입은신분 119신고해 주세요" 이렇게 하면 된다.

세 번째는 "흉부압박 30회실시"하면 되는데 환자의 젖꼭지 중앙에 왼손을 아래에 오른손을 깍지를 껴서 위치시킨 후 5~6cm깊이로 분당100~120회 속도로 압박해주면 된다. 이때 왼손의 손끝은 하늘방향을 향하도록 들어줘야 하는데 이는 손가락 끝의 압력으로 다른장기가 손상되지 않도록하기 위함이다.

네 번째는 "기도유지 및 확보"인데 먼저 머리를 뒤로 젖히고 턱들어 올리기를 한 다음 환자의 코와 입에 가까이 대어 듣고 눈은 가슴호흡 상태를 확인한다.

다섯 번째는 "구조호흡(인공호흡)"단계로서 환자의 코를 막은 후 산소를 공급하기위하여 5초 간격으로 2회 숨을 불어넣으며 흉부압박과 인공호흡을 2분 이내 5set 실시한다.

마지막으로 환자가 의식을 차리면 측와위자세로 위치시킨 후 추가적인 구토에 의한 기도폐쇄를 예방해야하며 의식이 없으면 응급의료기관이 도착할 때 까지 계속해서 반복실시 한다.

6. 다음은 기도폐쇄시 조치절차에 대하여 알아보자

7. 기도폐쇄는 먼저 "의식이 있는 기도폐쇄 환자조치"로서 부대생활간 한 용사가 냉동만두를 먹다가 갑자기 목을 움켜잡고 호흡곤란을 호소하고 있는 상황으로서 우선 환자의 뒤로가서 양 다리사이에 자신의 우측다리를 위치하여 환자를 안정되게 자신의 몸에 밀착시킨 후 환자의 명치와 배꼽사이에 왼손은 주먹을 쥐고 오른손은 왼손을 감싸 안은 후 막힌 냉동만두가 튀어나올 수 있도록 위쪽으로 복부 밀쳐올리기를 실시하면 된다.

다음은 의식이 없이 쓰러져서 인공호흡을 해도 숨이 들어가지 않는 환자가 있다

이런 경우 당황하지말고 의식이 없는 환자 복부밀쳐올리기를 하면 된다.

우선 환자를 반듯이 눕힌 후 오른손으로 환자의 명치와 배꼽사이를 힘껏 밀쳐올리면 된다.

이상으로 설명했는데 질문 있으면 질문하기 바란다.

없으면 분대단위로 조편성 해서 숙달하도록 하겠다.

지혈 L&T시나리오

1. 어느덧 O월중순인데 교육받느라 고생이 많다

2. 오늘은 지난시간에 심폐소생술에 이어서 지혈에 대하여 배워보기로 하겠다.

3. 지혈이란 혈액이 혈관 밖으로 유출되는 것을 방지하는 것을 말하며 성인은 자기혈액의 30%(1500cc)이상의 출혈시 생명을 잃게 할 수 있다.

4. 지혈에는 직접압박법, 간접압박법, 국소거양법, 지혈대에 의한 방법으로 구분하는데 그럼 하나씩 숙달해 보기로 하겠다.

먼저 "직접압박법"인데 상처부위를 보호하면서 깨끗한 천이나 삼각건으로 출혈지점을 눌러주는 것을 말한다.

둘째는 "국소거양법"으로서 출혈부위를 심장보다 높여 줌으로써 지혈을 돕는 방법으로 직접압박에 의한 압박을 실시하면서 출혈부위를 심장보다 높게 해주면 되겠다.

셋째는 "간접압박법"으로 국소압박으로 지혈이 되지 않거나 압박붕대위로 출혈량이 많을 시 상처와 가까운 동맥을 압박한다. 실시하는 요령은 출혈부위와 가까운 동맥을 뼈에 대고 손가락으로 누르면 된다.

넷째는 "지혈대에 의한 방법"으로 팔 및 다리가 절단되거나 출혈이 너무 심해서 지혈이 불가능할 경우 마지막수단으로 사용하는 방법이다.

먼저 삼각건으로 한번 묶은 후 막대기를 삼각건 매듭위에 수평이 되도록 놓은 후 막대기가 고정이되도록 삼각건을 한 번 더 묶은 후 상처부위가 지혈될 때까지 돌린다. 이렇게 하여 지혈이 되면 막대기를 묶은 끈의 끝부분을 감고 삼각건이 풀리지 않도록 끈을 묶은 후 팔이나 얼굴에 T1, T2라고 지혈시간을 표시해주면 된다.

5. 환자에 대한쇼크를 예방해야 하는데 환자가 상처부위를 보지 않도록 계속해서 말을 해주며 환자를 햇빛에서 차단하기 위하여 인삼천이나 판쵸우의로 가린

후 응급차량으로 최대한 신속히 후송하면 된다.

또한 일단 지혈대를 적용하면 병원에서 출혈을 조절할 때 까지 느슨하게 하면 안된다.

6. 질문 있으면 질문해라. 없으면 지금부터 분대별로 편성하여 실습하도록 한다.

골절 L&T시나리오

1. 차가운 날씨에 교육받느라 고생이 많다

2. 오늘은 지난시간에 지혈에 이어서 골절에 대하여 배워보기로 하겠다.

3. 골절이란 뼈의 연속성이 비정상적으로 소실된 상태 즉 뼈가 완전히 부러져 어긋난 상태뿐만 아니라 작은뼈 조각이 떨어지거나 모양이 그대로 유지된 채 금이 간 것을 말한다.

4.이러한 골절의 증상은 어떻게 나타날까?
김성종 용사 한번 발해볼까?
그렇지 잘했다. 지금 말한 것처럼 외형상 정상적이 아니고 골절부위를 누르면 심한 통증을 호소하며 손상부위를 움직이기 어렵게 된다. 또한 손상부위가 부어있으면 피하출혈도 동반되고 손상된피부에서 부러진 뼈가 관찰되며 관절이 아닌 부위에서도 굴절이나 회전등이 발생한다.

5. 골절에 대한 응급처치는 호흡곤란이 있으면 처치하고 출혈이 있으면 지혈하고 쇼크예방 및 처치를 하며 개방성 골절이 있는 경우에는 응급처치 후 곧바로 후송하되 모든 골절환자는 후송하기 전에 반드시 부목을 대고 후송 시 골절부위가 움직이지 않게 한다.

6. 골절부위별 응급처치는 위팔, 팔꿈치, 아래팔, 손, 대퇴골 및 종아리, 발목골절 등으로 나누어지는데 오늘 이시간에는 위팔골절과 아래팔골절에 대하여 실습해보기로 하겠다.

7. 그럼 교관과 함께 차분하게 따라하면서 실습해보기로 한다.
가. 먼저 위팔골절은 윗팔에 맞는 부목을 대고 심장가까운 부위에 삼각건을 먼

저고정하고 2번째 삼각건은 아랫부분을 고정한 후 삼각건으로 움직이지 않도록 목뒷쪽에 고정하되 너무 세게 묶어 피가 통하지 않도록 하면 안된다. 오른팔이면 왼쪽목쪽에 매듭을 고정하면 되며 이렇게 부목을 댄후 의무실이나 가까운 병원으로 후송하여 치료받도록 하면 된다.

나. 아래팔 골절시에는 부목을 2개 준비하되 아래부목에 긴것을 대고 각각의 부목에는 압박붕대나 삼각건을 대서 골절부위에 압박이 가지 않도록 조치한 후 마찬가지 심장쪽에 가까운 부위부터 삼각건을 사용하여 묶어주고 움직이지 않도록 위팔과 동일하게 목뒷쪽에 매듭을 묶어주면 된다.

운반법 L&T시나리오

1. 점심식사들 맛있게 했지, 지난주 전방부대에서 전방경계작전 중 부상자가 발생했는데 후송까지 시간이 많이 지연되어서 환자의 상태가 매우 안 좋은 안타까운 사례가 발생했는데 이와 관련하여 이번 시간에는 환자의 운반법에 대하여 배워보기로 하겠다.

2. 운반법에는 일으켜 세우는 방법과 1인 도수운반법, 2인 도수운반법, 그리고 들것에 의한 운반법등이 있다.
김용학 용사 무슨 방법이 있다고?
그래 잘 말해 주었다

3. 그럼 먼저 환자를 일으켜 세우는 방법에 대하여 알아보도록 하겠다.
환자를 발목을 교차시킨 후 환자의 좌측요대 부위로 이동한 상태에서 환자의 우측손은 환자의 이마에 좌측손은 귀에 수직이 되게 밀착시킨 다음 등부분이 하늘을 향하도록 돌려놓는다.
그런 다음 환자의 요대부위에 가로질러 선후 겨드랑이 밑으로 깍지를 낀후 후방으로 이동하여 무릎자세를 만든 후 다시 후방으로 1~2보 이동하여 완전히 일으켜 세운다.
이때 운반자는 환자의 몸을 자신에게 완전히 밀착시킨다.

4. 도수운반은 들것이나 장비의 도움 없이 신체나 손에 의해 환자를 운반하는 것을 말하며 1인 도수운반법과 2인 도수운반법으로 구분한다.

5. 먼저 1인 도수운반법에는 어깨법과 부축법, 받들기법, 업기법, 권총요대 업기법과 끌기법 그리고 목 끌기법으로 구분하며 이중 어깨법과 부축법, 업기법, 목끌기법을 실습하면서 배워보도록 하겠다.
☞ 어깨법(의식없는환자, 머리, 복부, 척추, 흉골환자 적용금지)→부축법(50미터

이내 단거리)→받들기법(단거리환자운반시)→목끌기법(양팔손상없는환자, 적과전투중인 낮은둑이나 배수관 통과시)순으로 실습

6. 2인 도수운반법에는 2인 부축법, 2인 받들기법, 안장법, 가마타기법, 2인 안기법 등이 있다.

☞ 2인 부축법(팔, 어깨손상환자 금지)→2인 받들기법(들것이나 다른운반도구에 환자를 눕히는데 적당)→2인안장법(장거리 운반, 키큰인원이 환자머리쪽위치)→가마타기법(의식환자에게 적용,50~300미터중간거리)→2인안기법(단거리)으로 진행하는데 그럼 지금부터 실습을 진행하겠다.

참고문헌

1. 「Why? 인체」 예림당, 2007
2. 「인체해부학」 신광출판사, 2002
3. 「응급구조학 실습지침서」 고문사, 2001
4. 「361경혈별 도해」 현대침구원, 2006
5. 「몸의 구조」 서울문화사, 2000
6. 「응급처치 및 환자 후송」 육군본부, 2002
7. 「응급구조학」 육군본부, 2006
8. 「전문 응급처치학」 국군 군의학교, 2001
9. 「응급의료 정보센터」 대학서림, 2007
10. 「응급구조와 응급처치」 보훈처, 1999
11. 「전문 외상 처치술」 군사출판사, 2001
12. 「응급처치 매뉴얼」 고려의학, 2002
13. 「응급처치」 대한 적십자사, 2005
14. 「응급처치와 실체」 수문사, 2005
15. 「응급처치와 심폐소생술」 대한응급구조사협회, 2010
16. 「상급응급간호와 재난」 현문사, 2015

저자약력

김정기

- 연성대학교 군사학과 교수(학과장)
- 한국군사학회 이사
- 육군사관학교 47기 졸업
- 연세대학교 정치학석사
- 경남대학교 정치학박사

남기봉

- 전) 연성대학교 군사학과 교수
- 육군사관학교 37기 졸업
- 경남대 행정대학원 북한학 석사
- 육군 보병 대령 예편

정재극

- 연성대학교 경찰경호보안과 교수(학과장)
- 한국융합보안학회 편집위원
- 전) 수성대학교 입학홍보처장
- 건국대학교 대학원 (행정학석사)
- 한남대학교 대학원(법학박사)

신상우

- 연성대학교 군사학과 초빙교수
- 서울시 민방위강사 선발 심의위원
- 원광대학교 전자공학 전공
- 방송통신대학교 행정학 전공
- 경희대학교 경영학 석사